U0339085

Bernhard Hirt
Harun Seyhan
Michael Wagner
Rainer Zumhasch

Hand and Wrist Anatomy and Biomechanics
A Comprehensive Guide

手和腕部解剖与生物力学

编　著〔德〕
波恩哈德·希尔特
哈伦·塞伊汉
迈克尔·瓦格纳
莱纳·祖姆哈希

主　译　盛　伟

天津出版传媒集团
天津科技翻译出版有限公司

著作权合同登记号：图字：02-2017-234

图书在版编目（ＣＩＰ）数据

手和腕部解剖与生物力学/（德）波恩哈德·希尔特
（Bernhard Hirt）等编著；盛伟主译. —天津：天津
科技翻译出版有限公司，2019.5
书名原文：Hand and Wrist Anatomy and
Biomechanics:A Comprehensive Guide
ISBN 978-7-5433-3880-7

Ⅰ．①手… Ⅱ．①波…　②盛… Ⅲ．①手-人体解
剖②腕关节-人体解剖　③手-生物力学　④腕关节-生
物力学Ⅳ．①R323.7　②R322.7

中国版本图书馆CIP数据核字(2018)第209257号

Copyright © 2017 of the original English language edition by Georg Thieme
Verlag KG, Stuttgart，Germany.
Original title：Hand and Wrist Anatomy and Biomechanics by Bernhard Hirt /
Harun Seyhan / Michael Wagner / Rainer Zumhasch
ISBN: 978-3-13-205341-0
Illustrator: Markus Voll, Munich, Germany; anatomical water colors: from
THIEME Atlas of Anatomy, General Anatomy and Musculoskeletal System. 2nd ed,
© Thieme 2014, illustrations by M.Voll and K.Wesker; adaptations by WEYOU,
Leonberg, Germany

中文简体字版权属天津科技翻译出版有限公司。

授权单位：　Georg Thieme Verlag KG.
出　　版：天津科技翻译出版有限公司
出 版 人：刘 庆
地　　址：天津市南开区白堤路244号
邮政编码：300192
电　　话：（022）87894896
传　　真：（022）87895650
网　　址：www.tsttpc.com
印　　厂：山东临沂新华印刷物流集团有限责任公司
发　　行：全国新华书店
版本记录：889×1194　16开本　7.25印张　100千字
　　　　　2019年5月第1版　2019年5月第1次印刷
　　　　　定价:120.00元

（如发现印装问题，可与出版社调换）

主译简介

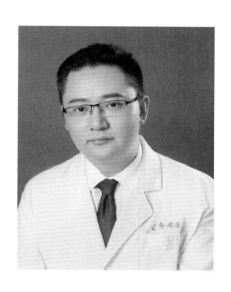

　　盛伟，九三学社社员，主任医师，教授，硕士，硕士研究生导师。2017年荣获"西塞名医"称号。现任国家安监总局矿山医疗救护中心黄石分中心主任，武汉科技大学附属汉阳医院骨外科副主任兼腕关节镜治疗中心主任，湖北省黄石市矿务局医院副院长兼大骨科主任，九三学社黄石市西塞山区委副主任委员，黄石市西塞山区政协委员。

　　学会任职：国际创伤与矫形外科学会（SICOT）中国部创伤学会委员，中华医学会创伤学分会委员，中华医学会手外科分会中南地区委员，中国研究型医院学会骨科创新与转化专业委员会周围神经损伤修复学组委员，亚太腕关节医学会(APWA)会员，中国煤矿创伤学会常委，国家安监总局矿山医疗救护中心学术委员会常委，中国矿山骨科联盟副主席，中国煤炭创伤学会湖北煤炭矿山创伤研究中心主任，湖北省黄石市创伤外科学会副主任委员，湖北省黄石市烧伤整形学会常委，湖北省黄石市骨外科学会委员。研究方向：创伤骨科、手足显微、创面修复、腕关节镜。

　　发表SCI论文及在国家级核心期刊上发表论文20余篇，并应邀多次在国家级会议做专题发言。主译出版《头颈区局部皮瓣应用解剖与临床》《近指间关节骨折与脱位临床治疗手册》《骨科与运动损伤检查手册》，参译《骨与关节创伤》等专著。曾赴中国香港、日本、新加坡等多家医院研修学习。

译者名单

主　译　盛　伟（湖北省黄石市矿务局医院）

译　者　（按姓氏汉语拼音排序）

　　　　高　扬（湖北省黄石市矿务局医院）

　　　　李　惠（湖北省黄石市矿务局医院）

　　　　林　敏（鄂东医疗集团市妇幼保健院）

　　　　孙莉莉（鄂东医疗集团市妇幼保健院）

　　　　阎　勇（湖北省黄石市矿务局医院）

　　　　余　央（湖北省黄石市矿务局医院）

　　　　张思义（鄂东医疗集团市妇幼保健院）

　　　　赵冶伟（河南省洛阳正骨医院/河南省骨科医院）

编者名单

Bernhard Hirt, MD

Professor

Institute for Clinical Anatomy

University of Tübingen

Tübingen, Germany

Harun Seyhan, MD

Assistant Medical Director

Department of Plastic Surgery

Hand Surgery – Burn Center

University of Witten/Herdecke

Cologne–Merheim Medical Center (CMMC)

Cologne, Germany

Michael Wagner, PT

Private Practice

Hannover, Germany

Rainer Zumhasch, OT

Director

Academy for Hand Rehabilitation

Bad Pyrmont, Germany

中文版前言

　　作为一名合格的手外科医生，熟练掌握手部的解剖学知识，是其进入该学科的第一步。只有打下了良好的医学基础，才能在日后工作实践中使每一位患者得到最佳的治疗，而本书就像临床医生手中的金钥匙，使医疗工作者能快速有效地打开阶梯之门。本书涵盖了手部解剖学与生物力学，并将两者完美地结合。虽然手外科书籍众多，但能将两者融于一体的迄今为止仅有此书。全书分为两大部分，分别详细地介绍了手部解剖学与功能解剖学，以及前臂、腕关节和手的体表解剖学。全书将手部解剖学与生物力学完美地结合，方便临床医生能及时、准确地做出诊断与治疗。本书内容丰富、层次清晰、选图精美，具有很强的实用性和可读性，是一本手外科、骨科、整形外科及康复科等医师难得的培训教材和临床医师工作中的高级指导用书。

　　承蒙天津科技翻译出版有限公司的委托，翻译本书深感荣幸。本书译者均工作在临床一线，日常担负着繁重的医疗工作，牺牲个人业余时间翻译本书，书中难免有不足与错误之处，敬请读者予以批评和指正。

2019 年 1 月

前 言

为了诊断和治疗手部疾病，医学专家必须对所涉及的解剖结构非常了解。他们还必须了解这些结构在生物力学方面的具体功能，并具有确认和触诊的实际技能。在为患者选择最佳治疗方案时，这些技能对于医生、职业治疗师和理疗师是必不可少的。

虽然有很多关于解剖学、体表解剖学和手部运动学的图书，但迄今为止，尚没有一本书把上述所有学科都加以论述。当医生对患者进行治疗时，他们需要同时解决这些问题。他们需要查阅许多不同的图书来治疗一位患者。在许多情况下，所需的某些参考资料不在医生的书房里，或因书中的信息过于庞杂，以至于在短时间内无法从中找到明确的答案。当我们计划出版这本书的时候，我们觉得有几个特点是必不可少的：首先，它需要有一个便捷的格式；其次，它应涵盖这一广泛领域的所有重要方面；最后，可以快速方便地查阅到手部损伤的诊断与治疗要点。

我们希望在主题和易用性方面能达到我们编写《手和腕部解剖与生物力学》这本书的目的。本书旨在帮助医疗专业人员更有效地诊断和治疗患者，并为所有相关专业人员之间的跨学科交流提供坚实的基础。"如果我们期望相互理解，我们都需要说同一种语言。"

Bernhard Hirt,MD

Harun Seyhan, MD

Michael Wagner,PT

Rainer Zumhasch,OT

致 谢

我们要感谢 Klausch 先生编辑本书的图片，感谢 Cornelia Paries 女士提供了丰富的改进文本的技巧和建议。我们也感谢我们的家人，谨以《手和腕部解剖与生物力学》一书献给他们。他们使我们克服了懈怠，使我们在其他专业工作之余能够及时地完成这本书。特别感谢 Rainer Zumhasch 的妻子，她表现出了超强的耐心和理解，作为"模特"允许我们在她的胳膊和手上绘制解剖学结构示意图，这样可以更加清晰和直观地展示手和腕部的解剖结构，对此，她功不可没。

此外，我们还要感谢在德国巴特明德举行的"手功能康复研讨会"的所有与会者，是他们对各种主题信息的需求，激发了我们编写这本书的灵感。

我们也非常感谢 Thieme 出版社的全体员工。我们的合作是愉快的，并且很快发展成为以友谊为特点的合作。在选择大量的解剖插图时，他们尊重我们的意愿，一丝不苟地工作以确保这些图像与相关段落内容相符。

特别感谢德国图宾根大学的解剖学系，其一直大力协助我们工作。

最后，我们还要感谢本书的所有读者。感谢您选择本书，并希望我们的努力能够满足您的需求。

目 录

第 1 章

手的解剖与功能解剖学

1

1.1 引言

在"高级哺乳动物——人类"的生物分类学和地位上，人类与灵长类的差别在于手的神奇结构。手部有 19 个自由度和对掌的拇指，手是一个高度发达且复杂的抓握器官。这可以使多种运动组合，同时允许对力量、速度和敏捷的适应。此外，手还是一个高度特殊的感觉和触觉器官，人类用来感知和评估自己以及周围环境。手势在人际交流中起着重要的作用。在写作、音乐和视觉艺术中，手已成为人类思想的一种表达方式[229]。这些粗糙和精细的运动技能以及感官能力使人类能够照顾和滋养他们的身体，并且沟通和塑造他们的环境。有了这些可能性，手在自我表达和发展人类心智方面也起到了重要作用，并有助于改变人类的运动能力[202]。这种功能的调动需要中央控制系统与骨骼、关节、肌肉、肌腱、神经和血管等解剖结构之间的特殊互动，使手成为一个极其复杂的器官。

前臂的远端区域由桡尺远侧关节、拇指和手指腕掌（CMC）关节、手掌和手指组成。总共有 27 块骨头，36 个关节和 39 个活性肌肉。为了把手精细和粗糙的运动能力转化成复杂的关节活动度，这些结构必须相互协调。

1.2 桡尺骨近侧和远侧关节的结构和功能

前臂骨架由两块骨骼组成：尺骨和桡骨。这两块骨骼形成两个桡尺关节，一个靠近肘部（桡尺近侧关节），另一个靠近手腕部（桡尺远侧关节）（图 1.1）。旋前和旋后运动是由这两个关节借助肩关节进行的（图 1.2）[233]。在这个运动过程中，桡骨沿着圆锥形的路径，其旋转轴从桡骨头延续到尺骨远端[3]。在此过程中，桡骨头在桡尺近侧关节的环状韧带（宽的环状带）内绕自身旋转，而桡骨在桡尺远侧关节围绕尺骨（尺骨头）运动。旋后时，桡骨与尺骨平行，而旋前时两者相交叉，桡骨覆盖尺骨。前臂旋转运动范围为 140°~150° [190]。旋前时，尺骨向背侧方向滑行，旋后时更多地向掌侧方向滑动[262]，将运动延伸至 180° [229]。对于纯旋前、旋后运动，从中间零位开始的运动范围为 80° 至 90° - 0° - 80° 至 90°，或者平均为 85° 旋后和 90° 旋前[233]。借助肩关节（持续运动），这个范围可增加至 230° [256]。补充和替代运动的可能性是通过"伪运动"来模拟桡尺关节的运动[149]。手必须跟随这些动作，因为近端髁状腕关节不允许任何补偿性运动[149]。

在功能方面，桡尺近侧关节是一个车轴关节。它由桡骨头环状关节面的凸面和尺骨桡切迹的凹面组成。

桡尺远侧关节也属于车轴关节（图 1.3），由桡骨的尺骨切迹与尺骨头的环状关节面，以

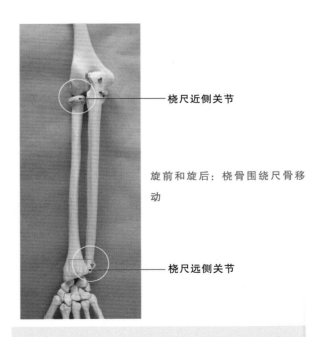

桡尺近侧关节

旋前和旋后：桡骨围绕尺骨移动

桡尺远侧关节

图 1.1 桡尺近侧和远侧关节。

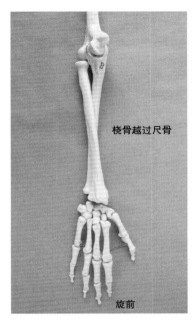 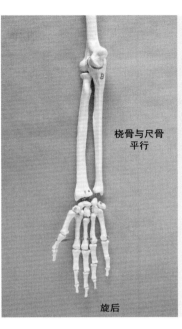

桡骨越过尺骨

旋前

桡骨与尺骨
平行

旋后

图 1.2　手的旋前与旋后。

及尺骨头与三角纤维软骨两部分组成。此关节由一个没有稳定性的薄的结缔组织囊所包围[49]。其深隐窝（例如，囊状隐窝）的松散结构，使关节腔与滑膜成一条直线，并且为关节 180° 旋前和旋后提供足够的空间[160]。

桡尺远侧关节的旋转围绕尺骨，尺骨作为桡骨随着手旋转的静态基准点[233]。在功能上，桡骨扫过圆锥面的表面[233]。关节面最一致性可能发生在中间零位。在旋前和旋后时，尺骨头与桡骨的尺骨切迹面接触较少[233]。

在固定情况下，桡尺关节的关节囊不太可能退变到可能导致移动受限的程度。即使囊缩，唯一的症状是轻微运动范围的受限。这种情况，通常不需要活动关节[160]。

桡骨环状韧带和斜索使桡尺近侧关节稳定在桡骨头区域。在轴区，它由前臂骨间膜固定。此外，骨间膜牢固地附着在桡骨和尺骨上，调节尺骨在旋前期的相对延长及其在旋后期的相对缩短[53]。这意味着在旋后时桡骨向远侧偏移，而在旋前时偏向近侧[160]。桡尺远侧关

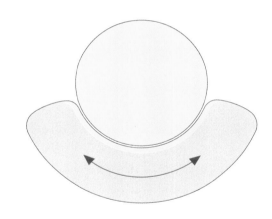

图 1.3　功能上，桡尺远侧关节是车轴关节。

节由旋前方肌稳定在掌侧[99]、尺侧腕伸肌的大部分由三角纤维软骨复合体（TFCC）稳定在掌侧[112,145]。

1.2.1　桡骨环状韧带

桡骨环状韧带环绕着桡尺近侧关节（韧带"包围"在桡骨头和尺骨之间[229]），保护桡骨头并吸收压力（图 1.4）。其宽约为 1cm，两端附着于尺骨桡切迹的前、后缘，与尺骨桡切迹共同构成一个上口大、下口小的骨纤维环

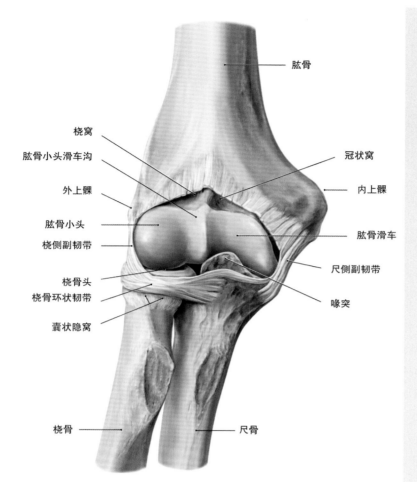

肱骨

桡窝
肱骨小头滑车沟
外上髁
肱骨小头
桡侧副韧带
桡骨头
桡骨环状韧带
囊状隐窝

冠状窝
内上髁
肱骨滑车
尺侧副韧带
喙突

桡骨 —— 尺骨

图1.4 桡骨环状韧带，前视图。（来源：THIEME Atlas of Anatomy, General Anatomy and Musculoskeletal System. 2nd ed. © Thieme 2014, illustration by Karl Wesker.）

来容纳桡骨头[157]，防止桡骨头脱出。近侧的桡骨环状韧带与桡侧副韧带[200] 和尺侧副韧带融合；下方深处，与肘关节囊融合[160]，共同作为一个功能单元运行。环状韧带由坚韧的结缔组织组成；另有软骨细胞存在于桡骨切迹区域[78] 以吸收压力[200]。在旋后时，韧带的前部处于张力状态；在旋前时，韧带的后部处于张力状态[157]。然而这种张力不可能限制运动范围[160]。据 Morris（1879）描述[173]，骨间膜、斜索、基底关节韧带、桡尺远侧韧带，以及各种前臂肌肉更有可能作为旋前和旋后之间的控制结构。

> **实用技巧**
>
> 例如，在桡骨头骨折后，如果轴向偏差依然存在，桡骨环状韧带在旋前和旋后时，可能会过早变形。根据 Matthijs 等人（2003）描述[160]，这并不足以限制运动。旋转过程中，桡骨头的滑动可以解释为什么功能保持不变。

1.2.2 斜索（斜形韧带）

这个小的带状结构起自尺骨桡切迹并直接附着于桡骨粗隆以下[78]。它是骨间膜近端的扁平纤维带，起到稳定韧带的作用，并朝相反的方向运行（图 1.5）。与尺侧腕伸肌和掌侧桡尺韧带[229]联合是减速旋后的另一个关键因素[19,200]，与骨间膜联合可以防止桡骨相对于尺骨向远侧偏离[278]。相反，在旋前时，缠绕桡骨的肱二头肌肌腱有助于减速旋前。

1.2.3　前臂骨间膜

前臂骨间膜起自桡骨粗隆以下大约 1cm 处，止于桡尺远侧关节前不远处（图 1.6），并且多个纤维延伸至关节囊内[91]。在桡骨的中心附近，其最大厚度大约是 1mm。它由强韧的结缔组织构成，其抗张强度达到髌韧带的84%[160]。这些结缔组织将桡骨和尺骨连接在一起[200]。功能上，它起着保护两块骨头免于纵向移动的作用，并充当各个肌肉起点的表面[200]。

此外，前臂骨间膜含有两种斜向胶原纤维，Zancolli（1992）[282]称之为斜 A（OA）纤维和斜 B（OB）纤维。OA 纤维占据整个骨间间隙，一般从桡骨近端延伸至尺骨远端。OB 纤维形成两个独立的掌侧束（一个近端的和一个远端的），并且以完全相反的方向运行[160]。OA 纤维在中间位置和旋后时变得紧绷，而 OB 纤维在旋前时变得紧绷。在每一种情况下，相对的纤维都是松弛的。此外，Cabl 等人（1998）[70]描述了宽约 8mm、长约 30mm、厚约 1mm 的背侧稳定韧带。它稳定了桡尺远侧关节囊，在旋前时，像一个

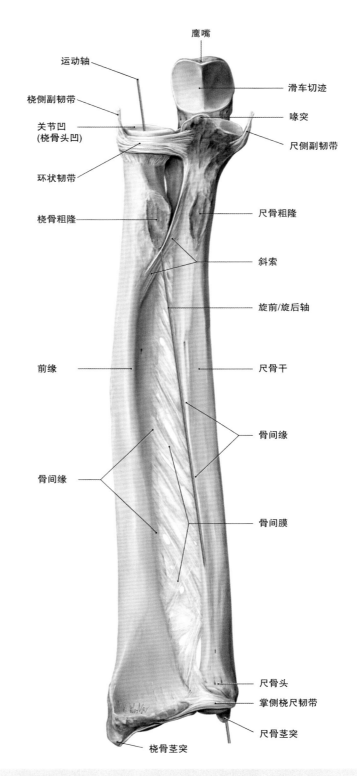

图 1.5　斜索与前臂骨间膜。（来源：THIEME Atlas of Anatomy, General Anatomy and Musculoskeletal System. 2nd ed. © Thieme 2014, illustration by Karl Wesker.）

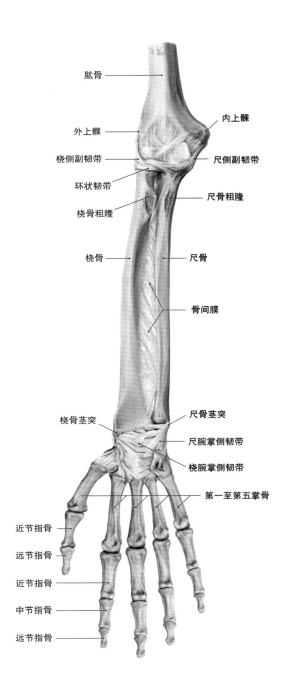

肱骨

外上髁

桡侧副韧带

环状韧带

桡骨粗隆

桡骨

骨间膜

桡骨茎突

内上髁

尺侧副韧带

尺骨粗隆

尺骨

尺骨茎突

尺腕掌侧韧带

桡腕掌侧韧带

第一至第五掌骨

近节指骨

远节指骨

近节指骨

中节指骨

远节指骨

图 1.6 *前臂骨间膜。（来源：THIEME Atlas of Anatomy, General Anatomy and Musculoskeletal System. 2nd ed. © Thieme 2014, illustration by Karl Wesker.）*

吊索一样抓住尺骨头。其相对的纤维是在掌侧面上约 2mm 厚的镰状隔膜。其大约 3mm 宽，这种结构起自旋前方肌的深肌部分的下方，膜的远端部分[229]。

因此，骨间膜限制或减速旋前和旋后。它的组织还包含穿过其间隙的血管[91]，并且它在机械感受器中占有很大的份额[205]。

实用技巧

由于大多数骨间膜在最大旋前和旋后期间是松弛的，通常不被认为是旋前和旋后的干扰源[160]。然而，关于斜 A 纤维和斜 B 纤维，例如在骨折不稳定的情况下，可以推断骨间膜可能涉及这种类型的限制[119]。三角纤维软骨复合体（TFCC）的不稳性尤其如此。这意味着只有角度技术（旋转）可以用于牵引。平移运动可能加剧 TFCC 的病理过程，因为这个结构主要负责稳定旋前和旋后[160]。因此，在进行任何形式的治疗之前需要查明确切的病因。

1.2.4 三角纤维软骨复合体的结构和功能

三角纤维软骨复合体（TFCC）（图 1.7）由以下结构形成。

- 尺腕盘。
- 尺腕关节半月板同系物[187]。
- 腕关节尺侧副韧带。
- 第六腱室。
- 尺腕韧带（背侧和掌侧桡尺韧带以及尺月和尺三角韧带）。

因此，TFCC 从尺骨远端桡骨末端延伸至第五掌骨基底[92]。在手术过程中，分离这些结构非常困难，因为它们会不断地融合[229]。

TFCC 的功能包括稳定桡尺远侧关节（即在旋前和旋后时）和尺骨腕侧（其支持韧带）在近端和远端的腕部运动，以及调节腕部压力[231]。

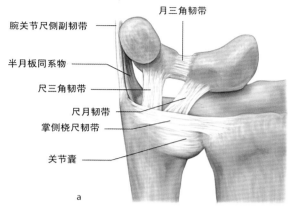

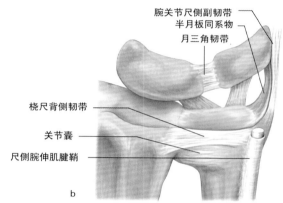

左侧标注（a 图）：
腕关节尺侧副韧带
半月板同系物
尺三角韧带
尺月韧带
掌侧桡尺韧带
关节囊

月三角韧带

a

右侧标注（b 图）：
腕关节尺侧副韧带
半月板同系物
月三角韧带

桡尺背侧韧带
关节囊
尺侧腕伸肌腱鞘

b

图 1.7　三角纤维软骨复合体。（a）掌侧观。（b）背侧观。

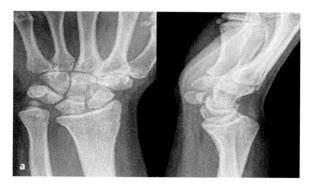

a

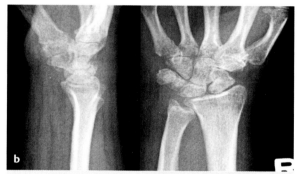

b

图 1.8　尺骨正与负变异。（a）外伤性尺骨正变异。（b）外伤性尺骨负变异。

尺侧腕伸肌腱鞘和肌肉本身可减速旋后，而 TFCC 的背侧和掌侧桡尺韧带则减速旋前。关节囊的排列相对松弛[229]。分散撞击和压力的任务是由尺腕盘承担的[22]，即大约 84% 由桡骨承担，大约 19% 由尺骨承担[86]。

有时尺骨缩短（"尺骨负变异"）或延长（"尺骨正变异"）与桡骨的创伤或遗传易感

实用技巧

桡骨和尺骨长度的非生理性差异引起桡腕关节近端的不稳定的压力关系，因此，可导致严重的疾病。例如，尺骨负变异在桡骨关节远端附近引起压力增加，可导致月骨坏死（Kienbock 疾病）（图 1.8a）[113,120]。尺

骨正变异导致尺骨撞击综合征，即 TFCC 退行性撕裂伴月骨和三角软骨损伤（图 1.8b）[36,94,160]。此外，尺骨长度和桡骨的关系也影响桡尺远侧关节面的形成和定位[66]，其不一致（例如由于创伤）会导致关节退行性改变[213]。

性有关（图 1.8）。

TFCC 的支持韧带稳定桡腕关节近端和远端。以下要点和描述基于 Schmitt（2007）[231]，介绍了 TFCC 的各个结构和功能。

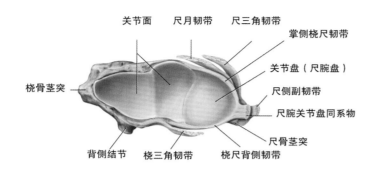

关节面　尺月韧带　尺三角韧带
掌侧桡尺韧带
关节盘（尺腕盘）
尺侧副韧带
尺腕关节盘同系物
尺骨茎突
桡骨茎突
背侧结节　桡三角韧带　桡尺背侧韧带

图1.9　在远端视图中的尺腕盘。（来源：THIEME Atlas of Anatomy, General Anatomy and Musculoskeletal System. 2nd ed. © Thieme 2014, illustration by Karl Wesker.）

尺腕盘与半月板同系物

尺腕盘（图1.9）由尺骨切迹处桡骨的透明关节软骨产生，在大多数情况下，一束止于尺骨茎突，另一束止于基底。尺腕盘基底位于尺骨远端平面。在其桡骨止点处，厚度约为2mm；在其尺骨止点，其厚度约为5 mm[160]，而其中心较薄是形成双凹面的原因。尺骨负变异患者的尺骨处厚度较大，尺骨正变异患者则较薄。止点部分是高度血管化的，而较大的中心部分和桡骨部分是无血管的。尺腕盘与掌侧和背侧桡尺韧带是TFCC的重要组成部分[160]。其主要作用是有助于转移从手部到尺骨的轴向压力（"减震器"），延伸至桡骨和尺骨之间的关节面，稳定尺侧腕关节[235]。

尺腕关节盘同系物由滑膜黏膜皱襞和疏松结缔组织组成。它源于尺腕盘的边缘或尺切迹，并斜向止于尺骨茎突，以及三角骨和钩骨的掌侧与第四和第五掌骨的基底。尺腕关节盘同系物有助于稳定尺侧腕关节和豌豆三角关节的远端。掌侧和背侧桡尺韧带、尺月韧带以及尺三角韧带与尺腕盘的外侧融合。

注解

由于尺腕半月板同系物也包含滑膜组织，因此，容易受到炎症的影响，尤其是类风湿性关节炎的患者[160]，易导致TFCC组织的继发性损伤。背侧滑膜皱襞的炎症足以引起与椎间盘病变类似的负荷依赖性疼痛症状，类似于椎间盘病变。滑膜绒毛形成于尺腕关节的背侧，易引起疼痛性撞击综合征。

掌侧与背侧桡尺韧带

掌侧桡尺韧带起自掌侧，背侧桡尺韧带起自背侧远端的桡尺远侧关节囊内尺骨和桡骨的联合部分。它们的纤维混合在一起，形成了一个牢固附着在尺骨头和尺腕盘的环。这两个韧带既是引导韧带，也是旋前和旋后的稳定结构。旋后时，尺侧腕伸肌和掌侧桡尺韧带收紧；旋前时，背侧桡尺韧带收紧[229]。因此，这两个韧带是TFCC的重要组成部分，并确保所有桡尺远侧关节的旋前和旋后运动（图1.10）。

尺月和尺三角韧带

这两个韧带被认为是稳定桡腕关节近端TFCC的韧带。两者都起自桡尺掌侧韧带，无论是单独的还是一起的。第一稳定韧带（尺月韧带）止于月骨掌侧角（经常与月三角韧带有关系），第二稳定韧带（尺三角韧带）止于三角骨掌侧。两者都有助于稳定桡尺和桡腕关节。

腕关节尺侧副韧带

根据Taleisnik（1985）[251]和De Leeuw（1962）描述[142]，该韧带是伸肌支持带、尺侧腕伸肌腱鞘和关节囊的一个组成部分。它有助于稳定桡腕关节近端的桡偏。在这个运动中，腕骨向尺侧移动，这种位移通过此韧带减速[109]。

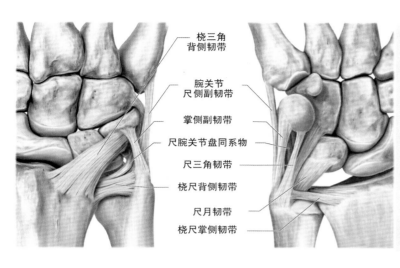

图 1.10 TFCC 的韧带。左侧：背视图。右侧：掌视图。

桡三角
背侧韧带

腕关节
尺侧副韧带

掌侧副韧带

尺腕关节盘同系物

尺三角韧带

桡尺背侧韧带

尺月韧带

桡尺掌侧韧带

尺侧腕伸肌腱鞘

尺侧腕伸肌腱鞘与它的伸肌支持带是 TFCC 背侧部分的一个不可分割的组成部分。在尺骨头背侧槽形沟内运行，它的一些肌腱纤维止于三角骨[251]、豌豆骨、掌骨间韧带和第五掌骨基底[229]。功能上，它使桡尺关节的旋后减速（图 1.11），起到稳定桡偏与尺侧副韧带的作用[229]。

实用技巧

TFCC 常常是发生创伤性和退行病变的部位。大多数外伤性关节盘损伤包括尺骨起点处的关节盘撕裂，在某些情况下伴尺骨茎突的撕脱。如果桡尺远侧关节不稳定，建议进行关节镜下辅助再固定。此外，在无血管区也会出现关节盘穿孔，也就是在桡侧或关节盘中央。而且尺腕韧带还可能撕裂。撞击综合征经常引起慢性关节盘病变。在某些情况下，可以通过关节镜发现重要的病变（图 1.12）。桡尺韧带损伤易导致桡尺远侧关节不稳定。如果桡尺掌侧韧带受到影响，桡骨会向掌侧方向脱位；如果桡尺背侧韧带受到影响，桡骨会向背侧方向脱位。尺月和尺三角韧带断裂会导致腕骨的结构紊乱，伴退行性病变[231]。

1.2.5　桡尺关节的肌肉——旋前与旋后

最重要的旋前与旋后肌肉位于上臂和前臂。

旋前肌

由旋前圆肌和旋前方肌进行旋前运动。

● 旋前圆肌属于屈肌的浅层（图 1.13）。其大头（肱骨头）起于内上髁和内侧肌间膜，其小头（尺头）起于喙突，均止于桡骨体中部前外侧，止点处由肱桡肌覆盖[60]。

● 旋前方肌是一块四方形肌，位于前臂前群掌侧深层，穿过前臂远端骨区。它起于尺骨缘，止于桡骨掌侧。功能上，它将桡骨拉向尺骨，这有助于稳定旋前。

注解

旋前方肌是最重要的旋前肌，因为它涉及所有内旋，而旋前圆肌仅在快速运动和抗阻时才起作用[256,259]。例如在一定程度上，桡侧腕屈肌参与旋前。

旋后肌

由肱二头肌和旋后肌进行旋后运动。

● 双头肱二头肌的长头起自肩胛盂上结节，短头起自肩胛骨喙突。两个头部通常在三角肌结节的水平上结合。肱二头肌的粗肌腱止于桡骨粗隆（与肱二头肌桡骨囊结合）。第二

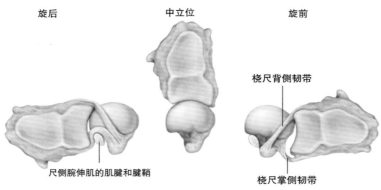

旋后　　　　　　中立位　　　　　　旋前

桡尺背侧韧带

尺侧腕伸肌的肌腱和腱鞘

桡尺掌侧韧带

图1.11　旋前和旋后缓冲装置。远端图。尺腕盘未描述。

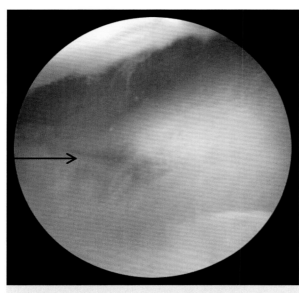

图1.12　尺腕盘桡侧撕裂的关节镜图像。

个扁平的肌腱发展成肱二头肌腱膜并扩散到前臂筋膜。其旋后效应随肘关节屈曲增加而增加。

● 旋后肌属于伸肌深层（图1.13）。它的形状是梯形，肌板厚1cm。它起自尺骨鹰嘴、肱骨外上髁、桡侧副韧带和桡骨环状韧带。旋后肌止于桡骨粗隆和旋前圆肌止点之间。作为一个外旋肌，旋后肌比肱二头肌更强壮、更重要，因为旋后肌能够以相同的力量在手臂的所有位置上工作[256]。这意味着，即使肱二头肌由于创伤而瘫痪，仍然可以进行旋后运动。而反过来，肱二头肌则不能替代。

当肘部屈曲90°时，旋后肌比旋前肌强。

由于这个原因，如果肘部屈曲，那么执行诸如转动螺丝刀的动作就容易得多。肱二头肌不参与旋前或旋后，它只是使前臂回到中间位置。在这个位置上，它也是屈肌。它作为位于表面的单头肌，起自外侧髁上嵴和外侧肌间膜，止于桡骨茎突的桡侧面。

1.3　手腕和运动轴

1.3.1　运动轴

随着尺腕关节盘同系物的介入，腕关节尺侧副韧带成为桡偏的缓冲装置之一[106]。因此，TFCC是桡尺远侧关节在腕关节功能中的关键因素。腕关节由桡腕关节、腕骨间关节和腕掌关节组成（就像搭建掌骨的桥梁[22]），与桡尺远侧关节相互配合。手部运动如下[256]。

● 在肩关节的协助下，在桡尺近侧和远侧关节进行旋前和旋后运动（图1.14）。腕关节虽然没有参与这些运动，但是或多或少也有关联。而手在平面的选择性运动和边缘运动则仅由腕关节控制。

● 手的平面运动包括伸展（腕背伸）和屈曲（腕掌屈）。

● 边缘运动包括桡偏（腕偏向桡侧）和尺偏（腕偏向尺侧）。

● 环转运动（图1.15）是两个自由度的相组合运动：①伸展和屈曲；②桡偏和尺偏。手腕的旋转运动在一定程度上由旋前和旋后

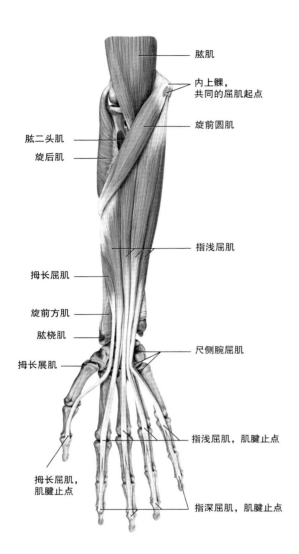

图 **1.13**　*旋前圆肌和旋后肌。（来源：THIEME Atlas of Anatomy, General Anatomy and Musculoskeletal System. 2nd ed. © Thieme 2014, illustration by Karl Wesker.）*

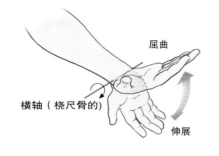

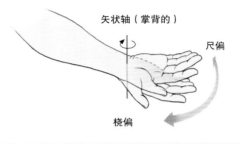

图 **1.14**　*腕关节的运动轴。*

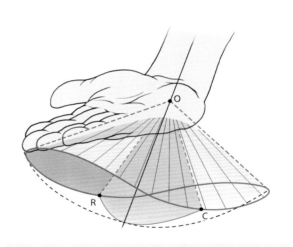

图 **1.15**　*手的环转运动（转动手腕）。*

支撑。纯旋转运动只能被动地进行[149]。

1.3.2　腕关节的结构与功能

　　功能上，腕关节被认为是单个关节。然而形态上，它由两个独立的关节组成：腕关节近端和远端。这两个关节有两个自由度，由 8 块腕骨（7 块"有规则的"骨头和 1 块籽骨；图 1.16）组成。近排包括舟骨、月骨、三角骨和豌豆骨，

远排包括大多角骨、小多角骨、头状骨和钩骨。在下面的内容中，将讨论腕骨的特征。

腕骨

舟骨

　　舟骨长约 28mm，宽约 16mm[215]，为近排腕骨中最大的。它向远端和尺侧有些弯曲。总面积的 1/4 没有软骨，并且作为各种血管的入口[229]，

即桡侧副韧带和舟骨结节的止点处[160]。屈肌支持带、掌侧桡尺韧带和拇短展肌止于掌侧远端的桡骨粗隆。它位于桡侧腕屈肌腱之下，并作为一个支点[229]。其凸关节面，舟骨与桡骨、大多角骨和小多角骨接触。其凹面与头状骨接触，其平面与月骨接触。根据 Linscheid（1986）描述[148]，该骨位于桡侧，实际上不是近排腕骨的一部分，而是用于连接远排与近排腕骨。

月骨

该腕骨呈楔形，背面比掌面小。月骨长约 19mm，宽约 18mm，厚约 13mm[215]。位于腕关节近端的中心，其中桡骨远端与月骨凸关节面邻接，腕骨间关节的头状骨与凹关节面邻接。两个关节平面连接三角骨和舟骨。65% 的个体都有另外的第五个内侧面连接钩骨[155]。在供应月骨的少数血管中，关节面的近端部分

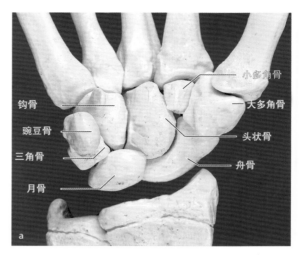

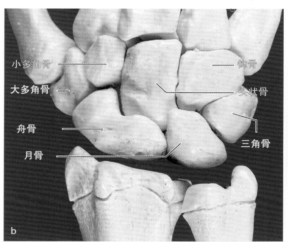

图 1.16 腕骨。（a）右手掌面观。（b）右手背面观。

的血供最差。这对腕关节起着特别重要的作用，因为它涉及纵向和横向的所有运动[229]。在这些运动中，它控制桡骨的屈曲，并与桡骨和舟骨一起控制所有其他功能[242]。

能由手腕的过度伸展引起，屈肌同时增加压力及囊张力，并增加由桡侧缘压缩的月骨和钩骨。另一个可能原因是手的微小创伤。

三角骨

三角骨是桡骨的尺侧部分。长约 19mm，宽约 14mm[215]。其近端凸关节面连接尺腕复合体，平滑的近端与桡侧面连接月骨，腕关节的尺侧副韧带止于非软骨尺背侧面，其螺旋形尺骨远端面连接钩骨。虽然它不是鞍状关节，但是尺骨远端面有凹段和凸段，使其在螺旋运动中尺偏[160]。此外，在掌侧豌豆骨的位置上有一个细长的凹形关节面[229]。它的桡侧面形成尺管的尺骨部分，使尺神经穿过腕关节。

豌豆骨

豌豆骨作为籽骨止于三角骨的平面。籽骨由压力或摩擦引起肌腱局限性骨化[160]。豌豆骨是尺侧腕屈肌、豆钩韧带和豆掌韧带的附着处[229]。伸肌和屈肌支持带源于小指展肌，半月板同系物远端附着于豌豆骨。它们同时影响着手腕的远端关节面。豌豆骨因此如轮毂一样，其纤维附着物沿着轮毂所有方向延伸，如辐条将骨骼固定在三角骨上，但允许其移动[186]。据 Navarro(1935)[117]描述，这两种腕骨在功能上抵消舟骨。

大多角骨

大多角骨长约 24mm，宽约 17mm[215]。作为腕骨远端的第一腕骨，它位于舟骨后面。它的掌面、桡面和背面是粗糙的并且没有软骨[229]。在舟骨结节的层面上，大多角骨也有一个掌侧结节和一个承载着桡侧腕屈肌的槽。腕桡侧副韧带附着于桡侧。大多角骨能被清楚地识别归功于桡侧远端的凹凸的鞍状关节面。它与第一个掌骨相对的旋转曲面相连。拇指的腕掌关节被稳固地结合在手腕上，是最重要的关节之一，因为它是拇指的反作用力，使手部运动的范围能够扩展。大多角骨相邻的尺骨远端平面附着于第二掌骨。一般来说，相对于小多角骨，大多角骨是腕骨中第二大微凹面[160]和螺旋面[229]。

小多角骨

继豌豆骨之后，小多角骨也是籽骨，是活动度最小的腕骨，长约 17mm，宽约 12mm。它连接远侧凹凸面与第二掌骨。在 34% 的病例中，它也连接第三掌骨[50]。尺侧面连接腕骨，略微凸向不规则形状。同时桡侧面连接大多角骨呈凸面；近侧面连接舟骨呈凹状。因为是楔形，所以它是活动度最小的腕骨。

头状骨

头状骨是最大的腕骨。长约 24mm，宽约 16mm[215]。近端，它的凸面嵌入舟骨与月骨的凹面。远端近乎平坦的表面连接第三掌骨。其桡侧远端在第二掌骨上有一个凹关节面，在小多角骨上有一个凸关节面。其远端尺侧面有两个平面，一个连接第四掌骨，另一个边缘与钩骨连接。所有关节面都被软骨包围。

钩骨

钩骨呈金字塔形。长约 21mm，宽约 16mm[215]。它的底部朝向掌骨，顶部朝向月骨。钩骨的挂钩位于掌面的远端区域，它的凹曲线朝向桡侧。近端可能有一个桡侧凸面连接月骨（65% 的病例[155]），在尺骨面上有一个螺旋形的关节面连接三角骨。远端有两个或两个以上的关节面分别朝向第四和第五掌骨。

关节

在桡腕关节近端，这些腕骨形成了一个卵形或椭圆形关节（图 1.17），在桡腕关节远端，可能形成具有功能的球窝关节[136,137]。此外，所有腕骨形式灵活，微动关节相互连接，这就是腕部关节[229]。

腕关节

腕关节近端连接手与前臂的桡骨和尺骨，

尺腕盘也有涉及（图 1.18）。桡骨和尺骨首先形成了近端凹槽，其次形成两个小的桡骨表面，最后形成凹形的尺腕盘（尺切迹[233]）。其中四分之三的表面与桡骨和尺骨的四分之一一致[233]。桡骨尺倾角是 20°[58]，掌倾角是 15°（图 1.19）[229]。同时偏差促成屈曲减速和尺偏，也可以促使双向脱位。

远端卵形凸关节头由舟骨、月骨和三角骨构成，被透明软骨覆盖。它们由被腕骨包围的短韧带连接在一起（舟月韧带和月三角韧带），因此，呈现软骨均匀覆盖的错觉[272]。豌豆骨并不参与实际的关节运动，而是作为一种通过韧带和肌肉来稳定关节的籽骨。在两个关节连接起来的关节面之间存在不协调，是由于凸关节头（弧形拱状）比窝槽大（大约 1:1.5 桡尺方向[222] 和大约 1:2 掌背方向[91]）。舟骨紧靠桡骨远端，同时月骨局部紧靠桡骨和尺腕盘。三角骨连接腕关节的尺侧副韧带超出了尺腕盘[256]。

当腕关节处于中立零位时，48%～50% 的压力转移通过舟骨窝，35%~40% 的压力通过月骨窝，12%~15% 的压力通过尺腕盘[72,82,229]。因此，在手臂伸展导致损伤的过程中，尺骨比桡骨更容易受到伤害是可以理解的[256]。近端桡腕关节末端由一个相对宽而薄的囊构成，由坚固的韧带系统固定。由于两个关节存在直接的相互关系，所以该关节的运动范围始终以腕骨间关节为测量对象[229]。这导致了 80° 左右的伸展、80° 的屈曲、15°～25° 的桡偏和 40°～50° 的尺偏[229]。

腕骨间关节

在进化过程中，腕骨失去了与尺骨茎突的接触，使手有稳定的旋转运动[169]。腕关节远端是由近排和远排腕骨形成的（图 1.20）。与弧形腕关节相反，腕骨远排（与近排相比）向一个平直的、波状的方向移动（S 形）。舟

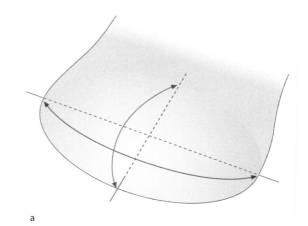

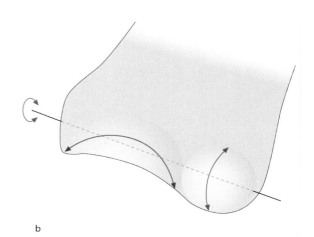

图 1.17 腕关节，椭圆关节。（a）腕关节近端，两轴椭圆关节。（b）腕关节远端，近端关节面。

骨呈放射状凸曲度，穿过由大多角骨与小多角骨形成的窝槽。朝向尺侧，与头状骨与钩骨反向突出，类似于一个关节头。它们都嵌入舟骨、月骨和三角骨形成的窝槽[229]。46% 的个体在钩骨近端和月骨远端上都有额外的关节面。这些额外的关节面可引发退变过程[266]。这个弧形导致两个腕骨排[256] 通过狭窄的关节内间隙[22] 有一个确定的连接。与桡腕关节近端相比韧带的稳定连接创造了更多有限的移动性（除了 50% 由于月骨移动造成的背部伸展[106]）。腕骨远排的稳定性也影响手掌（功能上的刚性单元），有助于稳定掌弓。

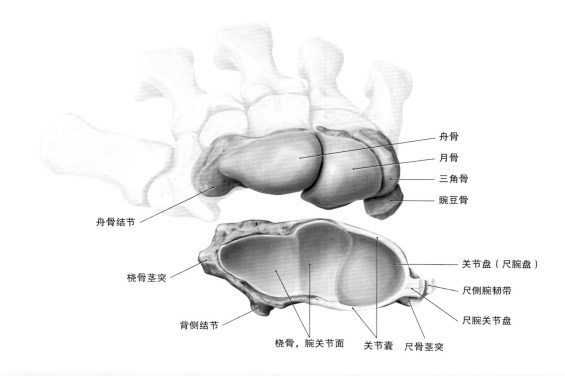

舟骨
月骨
三角骨
豌豆骨
关节盘（尺腕盘）
尺侧腕韧带
尺腕关节盘
舟骨结节
桡骨茎突
背侧结节
桡骨，腕关节面
关节囊
尺骨茎突

图 1.18 近端腕关节。（来源：THIEME Atlas of Anatomy, General Anatomy and Musculoskeletal System. 2nd ed. © Thieme 2014, illustration by Karl Wesker.）

腕关节

个别腕骨灵活地相互连接（微动关节）。由于不同的骨形成和骨间韧带刚性连接，因此运动功能的范围是有限的。各自的关节囊由小的骨间韧带稳定。最大的移动发生在舟骨与月骨之间的近排旋转运动。在三角骨与豌豆骨之间，有一个独立的腕骨间关节。在功能方面，三角骨是居中的、稳定的，由豌豆骨[229]引导，由尺侧腕屈肌牵拉[60]。随着尺侧腕伸肌纤维和伸肌支持带的加入[229]，关节外旋，这有助于手腕的旋转稳定[229]。既抵消了腕掌关节脱位，也与尺腕的形成有关（允许尺神经通过）[38]。

第二至第五腕掌关节与掌骨间关节

第二至第五腕掌（CMC）关节是掌骨基底，连接腕骨远端，因此构成腕掌关节（图 1.21）。腕关节表面微凸，掌骨基底呈凹形[135]。第二至

第五掌骨基底以圆锥形的方式固定在腕骨上[229]。第二掌骨与小多角骨相互交错，连接大多角骨和头状骨。以同样的方式，第三掌骨以圆锥形茎突的方式延伸到小多角骨与头状骨之间的空间。第二和第三掌骨与腕骨形成了坚固的骨性连接。第四和第五掌骨邻接钩骨。第三掌骨"Y"形韧带（隶属于头状骨和钩骨），以及手掌和腕掌侧韧带，说明腕骨和掌骨之间联系密切，所谓的微动关节仅有有限的活动度[229]。最大的运动范围发生在第四和第五 CMC 关节，特别是关节表面有一个鞍形的第五 CMC 关节[229]。然而功能上唯一的可能运动是支持小指向拇指的屈曲。

整个腕骨是一个凹形结构，形成一个掌弓的形状，即腕管（手的肌腱和正中神经的空间）。腕关节由其复杂的韧带系统稳定。

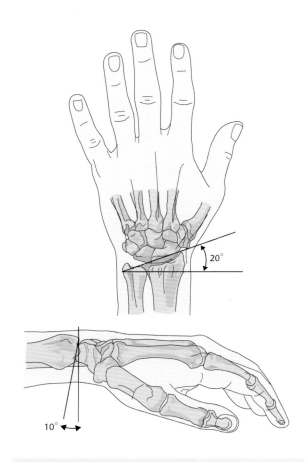

斜过程（即从桡侧和远端到尺侧和近端）和轴向压迫导致腕骨偏向尺侧。由于这个原因，一个从桡侧和近端延伸到尺侧和远端的韧带系统，弥补了平移过程[160]。每一个腕骨或多或少都直接或间接地与另一个腕骨相连[160]。腕关节韧带系统被赋予稳定腕关节以及抑制和限制极端运动的任务[256]。Lichtman 等人（1981）[146]和 Fisk（1984）[63] 把这个复杂的腕骨区域描述为一个不断拉伸的腕骨动态环系统。这些骨头必须通过韧带紧紧地连接在一起[229]，这也是腕关节本体感觉的重要组成部分[160]。

手部韧带排列在 3 个背侧层和 3 个掌侧层[109]。Schmidt 和 Lanz（2003）[229] 将韧带系统分为浅、中、深 3 个层次（三层结构[200]）。

腕关节韧带的浅层

浅层由屈肌支持带和伸肌支持带组成。支持带负责肌腱的定位和引导[229]。此外，屈肌支持带将豌豆骨置于三角骨中，这样可以防止滑脱[229]。伸肌支持带有助于稳定腕关节。

屈肌支持带

腕掌近侧区，前臂筋膜和屈肌支持带浅层（腕掌韧带）与深层稳定的韧带是连续的[229]。腕掌侧韧带跨越尺侧屈肌腱与掌长肌腱之间。后面肌肉的桡侧面附着于屈肌支持带（图 1.22）。

屈肌支持带跨越尺侧（豌豆骨和钩骨钩）和手腕桡侧隆起（大多角骨结节和舟骨结节）之间，形成腕管[200]。韧带纤维类似于编织结构并且牢固地结合在一起[87]。据 Schmidt 和 Lanz（2003）[229] 描述，这种刚性韧带系统是手指屈肌滑车系统的重要组成部分。当腕部屈曲时韧带可以防止弓弦[179,180]。然而，它似乎并没有对腕关节的稳定性有很大的影响，这是因为夹层支持带对腕关节的稳定性影响不大[229]。

然而，这些纤维的一个重要作用是传递手腕本体感觉的信息[158]。

图 1.19 桡偏。（来源：Hochschild Functional Anatomy for Physical Therapists. Stuttgart: Thieme; 2016.）

1.3.3 韧带系统与腕关节的稳定性

腕关节有 33 种不同的韧带结构[24]，其中大部分被牢固地附着在关节囊上（关节囊的稳定剂）。面向关节的面由滑膜所覆盖，而侧面则由纤维层覆盖[160]。在解剖过程中，几乎不可能暴露全部韧带[229]。韧带结构的远端部分比尺侧部分强，这在活动度方面是相当明显的。与较弱的背侧韧带相比，更强的掌侧韧带也是如此，其有更密集的胶原纤维[160]。在腕骨与位于桡骨和近排腕骨之间的斜关节面的轴向压缩（即背侧和远端到掌侧和近端）倾向在掌侧方向转动腕骨。因此，掌侧韧带承受更高的载荷，所以必须更稳定[160]。关节面的倾

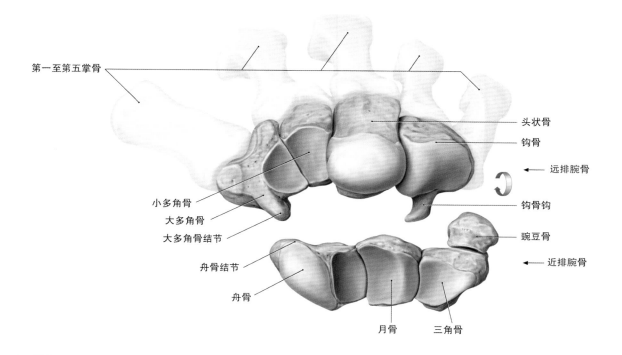

第一至第五掌骨

头状骨

钩骨

← 远排腕骨

钩骨钩

豌豆骨

← 近排腕骨

小多角骨

大多角骨

大多角骨结节

舟骨结节

舟骨

月骨

三角骨

图 1.20　远端腕关节。（来源：THIEME Atlas of Anatomy, General Anatomy and Musculoskeletal System. 2nd ed. © Thieme 2014, illustration by Karl Wesker.）

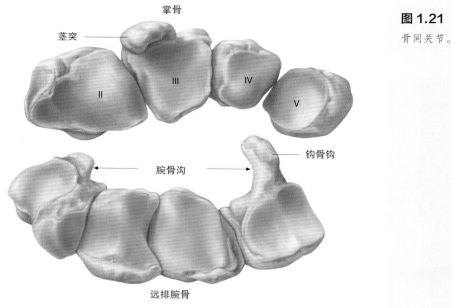

掌骨

茎突

腕骨沟

钩骨钩

远排腕骨

图 1.21　第二至第五腕掌关节和掌骨间关节。

> **附加说明**
>
> 远端部分的几段韧带形成了腱膜，位于大鱼际肌和小鱼际肌[160]。屈肌支持带的张力和大鱼际肌的附着力的变化是减少拇指腕伸运动范围的原因。

伸肌支持带

伸肌支持带和腕掌侧韧带起于前臂筋膜的深纤维层，并呈扇形且没有任何清晰的轮廓延伸至手背筋膜（图 1.23）。近端平均长约 51mm，远端约为 59mm。桡侧宽约 15mm，中部约 26mm，尺侧约 20mm[227]。它分为浅层肌腱外膜和深层肌腱内膜[250]。

● 肌腱外膜层由掌侧前臂筋膜连接而成，包括腕掌韧带、桡侧腕屈肌腱、桡骨茎突和鱼际筋膜。尺侧纤维延伸到尺侧腕伸肌，最终伸展至前臂筋膜，止于三角骨和豌豆骨，并扩张到小鱼际筋膜[229]。

● 肌腱内膜层薄而短，仅发生在第四和第五指伸肌腱区。这层融合了桡尺关节远端的关节囊，并连接腕关节囊和浅层的三角骨掌面[229]。

因此，伸肌支持带不用直接接触尺骨就能稳定尺侧腕伸肌。在旋前与旋后时，骨的活动度也因此不受影响[160]。

伸肌支持带形成了 6 个垂直放置的结缔组织隔膜，融合于桡骨骨膜、腕关节、桡尺关节囊和三角纤维软骨[229]。随后形成了 6 个骨纤维性管道，为拇、腕和指的伸肌腱提供通道。伸肌支持带防止弓弦和尺侧侧移[188]，并且支撑三角纤维软骨[229]。

手部韧带的中层

这层包括腕桡侧副韧带、各种掌侧和背侧桡腕韧带、三角纤维软骨和背侧腕骨间韧带。掌侧韧带比背侧韧带厚[231]。这些韧带限制并稳定桡偏和尺偏，以及伸展，特别是屈曲。它们对分布在腕关节的生理压力发挥了关键作用。中层由三组韧带组成。

腕桡侧副韧带

该韧带实际上是掌侧韧带结构的一部分，而不是桡侧韧带系统[251]。它起自桡骨茎突掌侧缘，沿腕关节间隙向舟骨结节斜向延伸，并且沿桡侧腕屈肌腱鞘壁[229]延伸至大多角骨[78]。韧带的一个重要功能是从韧带的起点和止点区域传递本体感受刺激[193]。

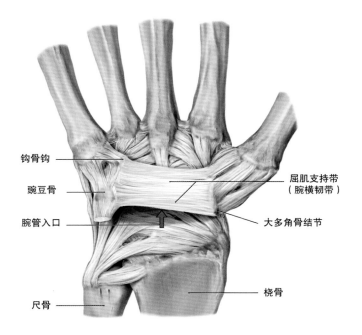

钩骨钩

豌豆骨

腕管入口

尺骨

屈肌支持带
（腕横韧带）

大多角骨结节

桡骨

图 1.22 屈肌支持带。（来源：THIEME Atlas of Anatomy, General Anatomy and Musculoskeletal System. 2nd ed. © Thieme 2014, illustration by Karl Wesker.）

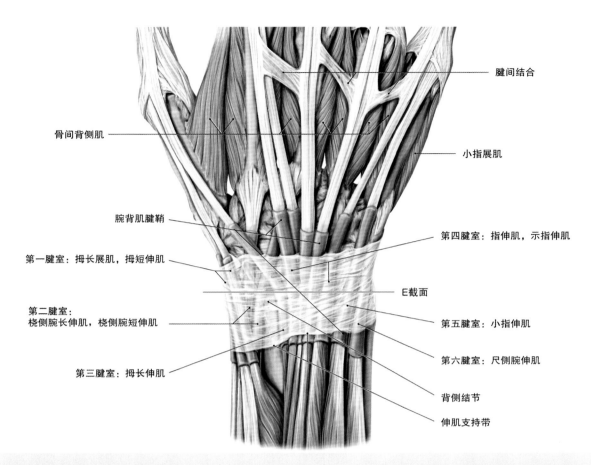

图中标注（自上而下、自左至右）：

腱间结合

骨间背侧肌

小指展肌

腕背肌腱鞘

第一腱室：拇长展肌，拇短伸肌

第四腱室：指伸肌，示指伸肌

第二腱室：桡侧腕长伸肌，桡侧腕短伸肌

E 截面

第五腱室：小指伸肌

第三腱室：拇长伸肌

第六腱室：尺侧腕伸肌

背侧结节

伸肌支持带

图 1.23　伸肌支持带。（来源：THIEME Atlas of Anatomy, General Anatomy and Musculoskeletal System. 2nd ed. © Thieme 2014, illustration by Karl Wesker.）

背侧和桡腕掌侧韧带

这些韧带在坚硬、厚深的关节囊纤维层上方的浅表层中运行[229]。这些韧带表层部分起自桡骨茎突的掌面，止于头状骨和月骨。深层部分起自桡骨茎突，或者起自桡骨掌侧唇，并分为三个纤维束：桡舟头韧带、长桡月韧带和短桡月韧带。桡舟头韧带穿过舟骨腰部并横跨手腕远端[160]，止于头状骨，而该韧带的尺侧，长、短桡月韧带以平坦且有些倾斜朝月骨走行[229]。

"远端 V" 韧带

与舟小多角韧带和弓状韧带（三头月韧带）一起，桡舟头韧带形成了掌侧远端"V"形韧带（V 韧带）。长、短桡月韧带与尺月韧带和尺三角韧带一起形成了掌侧近端"V"形韧带[231]。

▶ 桡舟头韧带。该韧带主要可稳定月骨与头状骨之间的关节[147]。它可以拉伸约 30%[150]。此韧带在尺偏和伸展时随着腕远排的桡偏而拉伸——这就是其可以跨越两个关节的原因[162]。此外，在远端偏移时，该韧带控制舟骨掌屈，这与头状骨伸展相关[160]。它还与长桡月韧带一起控制舟骨近端[17]。

注解
如果舟骨近端骨折，桡舟头韧带会折入骨折间隙，并形成舟骨假关节[231]。

▶ 弓状韧带。V 形韧带远端的尺侧由一个弓形韧带形成（"三角韧带"[231]）。弓状韧带（TCSL：三角头舟韧带或桡侧韧带，三角韧带[154]）出现在三角骨的掌侧，延伸到弓形的钩状骨，并终止在舟骨远端三分之一的掌侧[231]。作为一个相当松散的韧带连接，弓状韧带允许三角骨滑过螺旋形钩骨关节面，影响在桡偏和尺偏时的三角骨位置的高低[231]。韧带的紧密部分防止了近排腕骨的屈曲。在许多情况下，月骨中央纤维的缺失形成了手腕上的弱点（Poirier 空间[161,229]）。

▶ 舟大小多角韧带。从广义上讲，舟大小多角韧带也属于"远端 V"韧带[231]和深层韧带系统[160]。V 形韧带连接舟骨与大多角骨和小多角骨。

▶ 掌侧"远端 V"韧带的功能。掌侧韧带复合体的主要功能是保持舟骨作为一个支点，并固定和稳定头状骨[231]。

掌侧"近端 V"韧带

桡腕韧带还包括长、短桡月韧带。尺月韧带和尺三角韧带一起形成了掌侧"近端 V"韧带（图 1.24）。

▶ 桡月三角韧带（长、短桡月韧带）。长桡月韧带在桡偏和尺偏时收紧[160]，可拉伸约 30%[150]。由于它贯穿于舟骨远端，因此可以控制桡偏时的月骨屈曲[160]。相反，短桡月韧带可以拉伸约 47%，在屈曲时约 55%[216]。长桡月韧带首先贯穿月骨，然后是三角骨，因此是桡月三角韧带[231]。它们构成了"近端 V"韧带的桡掌侧支柱，被认为是手腕最强的桡腕韧带[160]。这些韧带具有防止腕关节沿尺侧关节面滑动的重要作用，有一个 25°角的尺侧倾斜[231]。由于它们的排列与桡关节面的尺骨倾斜相吻合，以及将腕关节保持在稳定位置的功能，桡月三角和背侧桡三角韧带被称为"关节外的弹弓"[231]。

▶ 尺月韧带和尺三角韧带。"近端 V"尺侧支柱组成了三角纤维软骨复合体（TFCC）的掌韧带结构，即尺月韧带和尺三角韧带。它们起自掌侧桡尺韧带，进入月骨前角和（或）三角骨的掌侧凹陷处[231]。这两个韧带是 TFCC 的关节镜部分，也是腕骨远端部分重要的稳定结构，可防止非分裂式的不稳定。

▶ 掌侧"近端 V"韧带的功能。"近端 V"韧带（图 1.24）的功能包括尺骨和腕骨以及近排腕骨固定术之间力的纵向迁移，尤其是月骨作为运动最重要的中间元素（"插入段"）[231]。

"背侧 V"韧带

桡腕背侧韧带是位于背侧的桡三角韧带，连同背侧腕骨间韧带，形成"背侧 V"韧带（图 1.25）。而这两个韧带是由关节囊稳定的，它们比掌侧韧带弱[231]。

▶ 背侧桡三角韧带。背侧桡三角韧带源于桡骨的背部边缘，在 Lister 结节的远端（背侧结节[160]）。它穿过舟骨近端和月骨后角，止于三角骨背侧[231]。该韧带长约 20mm，近侧宽约 5mm，远侧宽约 5mm[265]。

▶ 腕骨间背侧韧带。此韧带源于三角骨背侧，经过水平路线之后，一束嵌入舟骨背面，另一束嵌入大多角骨背面桡侧副韧带[231]。它长约 36mm，宽约 6mm[265]。

▶ "背侧 V"韧带的功能。由于两个背侧韧带覆盖腕中柱，月骨由背侧的桡三角韧带稳定，头状骨由背侧腕骨间韧带稳定，使两块骨头在同一轴线上[231]。屈曲和伸展都没有受到损害[160]。协同掌侧桡月三角韧带，"背侧 V"韧带向尺侧倾斜，以防止腕关节桡偏[231]。就功能而言，它类似于手风琴，即在伸展过程中"背侧 V"韧带变得更窄，在屈曲时变得更宽[160]。这种结构在确保稳定的情况下允许广泛的运动，因为韧带几乎不需要变长[160]。作

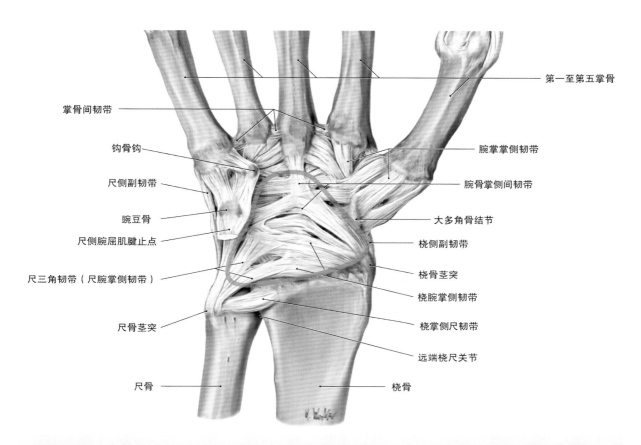

图中标注（自上）：

第一至第五掌骨

掌骨间韧带

钩骨钩

尺侧副韧带

豌豆骨

尺侧腕屈肌腱止点

尺三角韧带（尺腕掌侧韧带）

尺骨茎突

尺骨

腕掌掌侧韧带

腕骨掌侧间韧带

大多角骨结节

桡侧副韧带

桡骨茎突

桡腕掌侧韧带

桡掌侧尺韧带

远端桡尺关节

桡骨

图 1.24　腕掌侧韧带结构。红色＝"掌侧 V"韧带。（来源：THIEME Atlas of Anatomy, General Anatomy and Musculoskeletal System. 2nd ed. © Thieme 2014, illustration by Karl Wesker.）

为一个"弹弓"韧带，它是提供稳定性的最重要的腕骨结构之一 [231]。

V 形韧带的相互作用

总结

总之，V 形韧带提供了腕关节运动功能所有支柱之间的功能连接。"远端 V"韧带稳定头状骨并减速舟骨，而"近端 V"韧带有助于调节尺骨和桡骨之间力的近端转移与稳定近排腕骨结构，并以月骨为运动中间元素 [231]。"背侧 V"韧带和掌侧尺三角韧带（TFCC 的一部分）防止向尺侧倾斜的腕关节桡偏（"弹弓韧带"）[231]。

"背侧 V"韧带稳定了月骨和头状骨，并且保持它们在共线对齐，因为它们的分支横跨腕中柱 [231]。这些 V 形韧带发挥着腕关节运动的关键减速器的作用，尤其是尺偏，在中间韧带的参与下，用于伸展和屈曲。此外，它们还协调和集中各块腕骨，从而促进了力量的生理传递。

"掌侧 V"韧带和"背侧 V"韧带协同稳定桡偏和尺偏，个别韧带交替作为主动肌和对抗肌 [233]。在尺偏时，绷紧桡舟头、桡月三角和背侧桡三角韧带，放松尺月、尺三角、弓形和腕骨间背侧韧带。桡偏则刚好相反 [233]。在伸展过程中，桡骨和三角骨、豌豆骨和钩骨之间的掌侧韧带与钩骨和三角骨之间的背侧韧带受到拉伸，而背侧韧带则放松背侧的桡骨和尺骨与三角骨的连接。屈曲刚好相反 [91]。

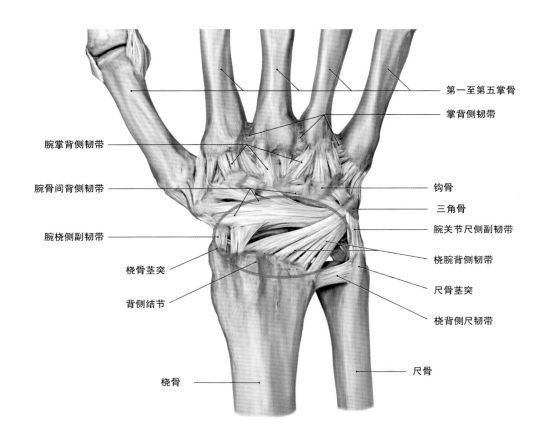

图 1.25　腕背侧韧带结构。红色＝"背侧 V"韧带。（来源：THIEME Atlas of Anatomy, General Anatomy and Musculoskeletal System. 2nd ed. © Thieme 2014, illustration by Karl Wesker.）

图中标注：
- 第一至第五掌骨
- 掌背侧韧带
- 腕掌背侧韧带
- 腕骨间背侧韧带
- 腕桡侧副韧带
- 桡骨茎突
- 背侧结节
- 桡骨
- 钩骨
- 三角骨
- 腕关节尺侧副韧带
- 桡腕背侧韧带
- 尺骨茎突
- 桡背侧尺韧带
- 尺骨

注解

"掌侧 V"韧带断裂导致背伸不稳定（DISI），"远端 V"韧带断裂导致舟骨旋转不良。"背侧 V"韧带断裂导致尺骨移位[231]。

三角纤维软骨复合体（TFCC）

TFCC 分为以下部分：尺腕盘、掌侧和背侧桡月韧带、尺月韧带、尺三角韧带、掌侧和背侧尺腕韧带、腕关节尺侧副韧带和尺侧腕伸肌腱鞘。如上所述，作为桡尺关节远端和腕关节稳定的关键因素，TFCC 用于调节腕关节压力并作为桡偏的减速器。

腕骨间背侧韧带

这些韧带从三角骨走行到舟骨。它们参与了"背侧 V"韧带的形成（见"背侧 V 韧带"一节）。

腕辐状韧带

腕辐状韧带的结构因人而异[229]。它通常具有从头状骨到三角骨、月骨和舟骨分离出的纤维。然而月骨中央骨纤维通常缺如，这成为腕骨的薄弱点（Poirier 空间[160]；图 1.26）。

手部韧带的深层

掌侧、背侧和腕骨间韧带有效地连接成一个功能单元的腕骨（图 1.27）。这些韧带中的一部分在两侧和骨骼之间相互连接（例如掌侧、背侧和骨间大小多角韧带）。这些小的韧带有膜附着于关节软骨和一些交叉的软骨，并直接嵌入骨头作为 Sharpey 纤维[231]。纤维在桡骨和两排腕骨之间走纵向路线[231]。下面描述的韧带特别重要。

大小多角韧带与掌侧、背侧和骨间小多角头韧带

这些韧带连接大多角骨和小多角骨，连接小多角骨和头状骨。韧带的表层和中间部分是相连的，在腕骨之间只有最低限度的活动自由[160]。

掌侧、背侧和骨间钩头韧带

腕骨远端的最大运动范围发生在钩骨和头状骨之间。最大位移为 9°[210]。韧带在腕部运动时使头状骨和钩骨之间细微的运动减速，使腕关节近端和远端均匀互动[210]。

注解

强而短的大小多角韧带、小多角头韧带和钩头韧带将腕骨远排合并成一个均匀的结构[160]，有助于近端腕骨的可动性。

月三角韧带

月三角韧带连接月骨和三角骨，使三角骨在尺偏时从近端被转移到远端[267]。它的稳定性是由骨间纤维软骨增强的[229]。

舟月韧带

舟月韧带建立了舟骨和月骨之间的功能单元，它是腕骨最重要的机械部件。它允许两个骨骼之间的相互滑动和扭转运动。同时关节面允许腕关节近端和远端之间的功能交互作用（图 1.28）。这使得伸展和屈曲，特别是桡偏和尺偏之间均匀运动。这个非常强壮的韧带由短的背侧纤维束、中长斜向束和长的掌侧束组成。背侧束比掌侧束强而厚（3mm:1mm）[16]。

实用技巧

它们的厚度较低可能是导致掌侧韧带损伤比背侧韧带（舟骨脱位）或完整韧带

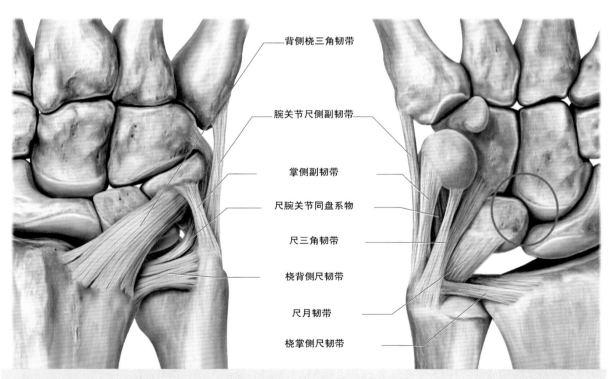

背侧桡三角韧带
腕关节尺侧副韧带
掌侧副韧带
尺腕关节同盘系物
尺三角韧带
桡背侧尺韧带
尺月韧带
桡掌侧尺韧带

图 1.26　三角纤维软骨复合体的背视图（左）和掌视图（右）。红色 =Poirier 空间。

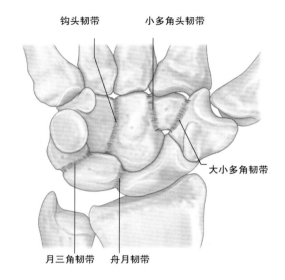

钩头韧带　　小多角头韧带

大小多角韧带

月三角韧带　　舟月韧带

图 1.27 腕关节深韧带。

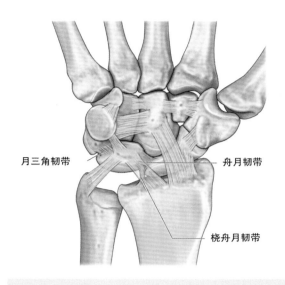

月三角韧带　　　　　舟月韧带

桡舟月韧带

图 1.28 舟月韧带和月三角韧带。

损伤 [腕背屈不稳定（DISI）的位置] 较为常见的原因[258]。除了外伤，腕关节也可能引发此类型的损伤[258]。这种病理往往导致腕关节退变，甚至可能导致腕关节塌陷，或是手腕舟月骨进行性塌陷（SLAC手腕）[269]。这种情况将按阶段分类如下。

- 1 期：局限于桡骨茎突和舟骨远端。
- 2 期：关节炎累及整个桡舟关节和STT 关节。
- 3 期：关节炎累及整个桡舟关节，病变延伸至腕中关节累及头月关节。

这种类型的损伤比通常认为的更常见[22]。腕关节镜证实，183 例桡骨骨折中 10.4% 有舟月骨分离（图 1.29）[241]。

舟大多角韧带

强壮的舟大多角韧带促使大多角骨（在某种程度上也是小多角骨）在舟骨远端表面滑动，在桡偏时促使舟骨向掌侧弯曲[41]。

桡舟月韧带（Testut 韧带）

该韧带起自桡骨，止于舟骨和月骨以及舟

月骨间韧带，在伸展和桡偏时稳定两块骨头。韧带高度血管化，包含前臂骨间神经末支[18]，可参与手的本体感觉[229]。

结论

总之，手的 33 个韧带协调单个腕骨的所有复杂运动，并为广泛可能的运动提供所需的稳定性（图 1.30）。只有在腕关节韧带完好无损时，才有可能出现稳定和复杂的运动模式[231]。

与桡偏和尺偏不同，伸展和屈曲由韧带结构来稳定。腕关节近端和远端始终涉及不同程

一个有遗传因素的松散韧带系统或外伤性韧带损伤可造成腕骨之间结构的损伤（折断现象[229]）。这导致了腕骨缺乏一致和过早退化的问题[143]。在临床检查和常规的放射诊断中，许多创伤后韧带相关病理条件被忽视了。缺乏治疗通常会造成腕骨静态不稳定，最终会导致关节病[231]。因此，舟月、月三角和桡舟三角韧带的损伤，以及三角

纤维软骨复合体撞伤是诊断的重要参考因素。它们要求检查人员熟悉解剖学情况，了解生物力学过程，对特定症状保守测试有很大的敏感性，并且能够处理诊断性成像的多种选择。

度的伸展和屈曲。这是因为，处于正常位置的手，关节顶端软骨在桡腕关节中的延伸超过窝槽，尤其在掌侧，并且在腕中关节向背侧延伸。因此，屈曲大部分发生在桡腕关节，而伸展大部分发生在腕中关节[135]。

1.3.4　手腕的肌肉：伸展—屈曲、桡偏—尺偏和旋转

据 Kummer（2015）[135] 描述，在桡偏和尺偏时，肌肉在稳定性、压力调节和手腕运动中发挥了关键作用。

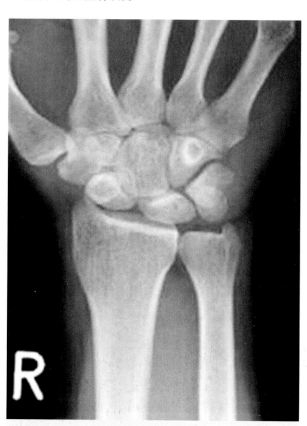

图1.29　典型的舟月骨分离与舟骨印戒征。

- 桡偏时，所有桡肌都会伸展或屈曲。因此，在纯桡偏时，屈曲部分必须互相抵消。典型的结合是桡侧腕屈肌和桡侧腕长、短伸肌的互动。此外，所有长肌腱位于桡–尺偏轴（例如拇长肌）上并参与桡偏。

- 尺偏时，只有在肌肉组合中屈曲部分才可能相互抵消。这种情况主要是在尺侧腕伸肌和尺侧腕屈肌同时收缩时出现。此外，指伸肌和指屈肌参与有限的尺偏运动。

旋后时，前臂肌肉以近圆锥形由近端到远端；而在旋前，则以圆形的形式，这是因为桡骨越过尺骨。屈肌的肌腹比伸肌粗壮，位于前臂近端区域。由于这一位置，长肌腱形成于腕骨或远侧指间（DIP）关节，具有传动带的作用。因为前臂的空间紧密，肌肉起自前臂筋膜的骨骼部分。正是这种安排，使得精巧的设计具备了手腕和手指关节精细运动的所有可能性[256]。

腕部肌肉分为两组：参与屈曲和尺偏的肌肉与参与伸展和桡偏以及关节旋转的肌肉。

参与屈曲和尺偏的肌肉

参与手腕屈曲最重要的肌肉是尺侧腕屈肌和桡侧腕屈肌，连同掌长肌。主要负责尺偏的肌肉是尺侧腕伸肌、尺侧腕屈肌和指总伸肌。一些手指屈肌在一定程度上也参与了这些动作（图 1.31）。

尺侧腕屈肌

尺侧腕屈肌由两头产生。尺侧腕屈肌肱骨头起自肱骨内上髁和前臂筋膜。尺侧腕屈肌尺骨头起自鹰嘴背侧和尺骨后缘的近三分之二。肌腹约 25cm 长，4cm 宽，1cm 厚[256]。在所有前臂肌中，尺侧腕屈肌位于肌层的浅层。其肌肉止于豌豆骨（显而易见的），在进一步的过程中，一部分（伴随掌骨间韧带）止于钩骨钩，另一部分止于第五掌骨掌侧基底。它是最有力的手腕屈肌，并参与了尺偏（伴随尺侧腕伸肌和指伸肌）。

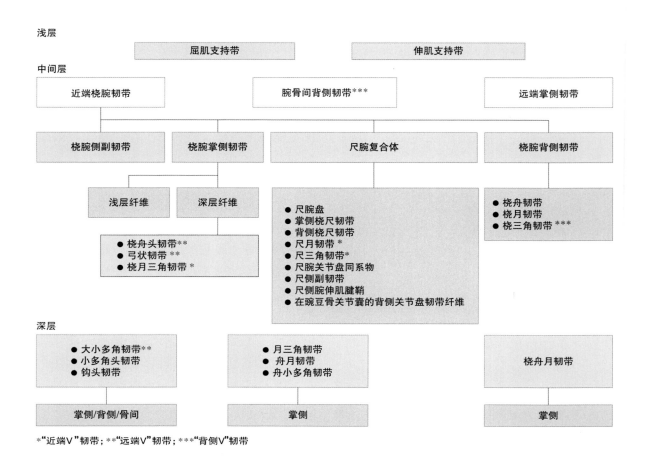

图 **1.30**　腕部韧带的结构系统。（来源：Schmidt HM, Lanz U. Surgical Anatomy of the Hand. Stuttgart: Thieme; 2003 and Schmitt R, Lanz U, eds. Bildgebende Diagnostik der Hand. 2nd ed. Stuttgart: Thieme; 2004.）

尺侧腕屈肌的止点纤维有助于形成尺管（"Guyon 管"），使尺神经和尺动脉通过[229]。这个部位常发生尺神经受压（"腕尺管综合征"和 "Guyon 综合征"）[200]。在功能上，尺偏时豆钩韧带支撑钩骨移向尺骨茎突，保持三角骨和月骨在此运动中的稳定。这使得尺侧腕屈肌通过豆钩韧带直接或间接地将这些腕骨运动起来。因此，尺偏涉及屈曲而屈曲在尺偏时也参与[160]。此外，在尺偏时，远排腕骨向尺骨旋转，近排腕骨向桡骨旋转；在伸展时，也有轻微旋转[231]。

桡侧腕屈肌

桡侧腕屈肌也起自肱骨内上髁和前臂筋膜浅层，上臂的外侧和内侧肌间隔。其腹肌为半羽状肌结构，约 15cm 长，1~2cm 厚，在前臂中部混合到肌腱（约 14cm 长）中（屈曲时可见[256]）。桡动脉在腱外侧走行。在轴线上，动脉很容易触诊。它也是浅肌层的一部分，位于掌长肌桡侧。在腕关节上，桡侧腕屈肌进入腱鞘到舟骨结节，在大多角骨结节下方离开，进入骨纤维管形成的狭窄骨沟[229]。该管道牢固地附着在囊状结构上[225]，并在这个区域成为一个滑行到屈肌支持带的骨纤维管。拇长屈肌越过舟骨和大多角骨之间的肌腱。该肌止于第二掌骨底。罕见情况下，在第三掌骨附着一些纤维[60]。与尺侧腕屈肌和掌长肌协同作用，它在腕关节屈曲，同时稳定腕骨。桡偏时，桡侧腕屈肌抵消第二掌骨并将腕骨置于中心关节[43]。桡偏时，远排腕骨向桡骨旋转，近排腕骨向尺骨旋转，并向掌侧旋转。

掌长肌

大约 12.8% 的人掌长肌缺如[208]，其中女性占大多数[74]。它也起自内上髁与浅肌层的尺侧腕屈肌和桡侧腕屈肌之间。它是形状、附着物和双侧关系上发生变化最大的结构之一。此肌宽而平坦，平均长 11.7cm，宽 0.4cm，伸展到屈肌支持带，并且一些纤维进入掌腱膜[229]。除了产生弱屈曲力外，还有助于稳定腕骨并增加掌腱膜的张力[256]。

尺侧腕伸肌

该肌肉起源于两头，来自外上髁、桡侧副韧带和桡骨环状韧带的尺侧腕伸肌肱骨头，也可来自鹰嘴、尺骨后侧、尺骨后缘和前臂筋膜的尺侧腕伸肌尺骨头。它以浅层向尺侧从指伸肌，延续到尺骨头侧面（即尺头和茎突之间的通道），然后延伸到通过第六腱室的腱鞘（约 5cm 长）[121]。一些腱纤维向掌侧延续，止于豌豆骨、掌骨间韧带和第五掌骨基底。腱室、腱鞘和肌腱本身都牢固地附着在 TFCC 上，因此其为整体结构的一部分。在功能方面（除了使手腕伸展无力以外[200]），它是尺偏最有力的边缘推动者。它除了具有动态特性外，还对尺骨头有重要影响[229]。手在旋转过程中，肌肉参与引导桡尺关节远端的关节[250]，并通过掌侧桡尺韧带来减速旋后[229]。它也限制和稳定了桡偏运动，并通过 TFCC 参与腕骨压力调节。

指浅屈肌和指深屈肌也参与了腕关节屈曲（见"手指的外在屈肌"部分）。

参与伸展和桡偏的肌肉

桡侧腕短伸肌和桡侧腕长伸肌是最重要的

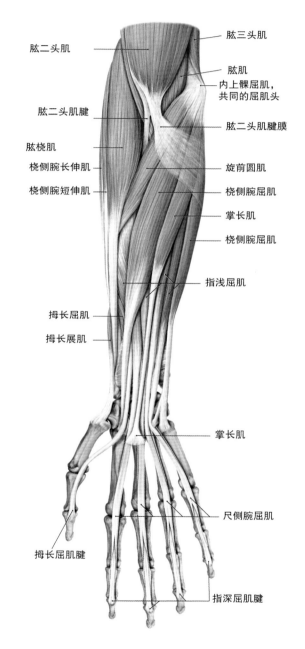

图 **1.31** 掌侧前臂肌。（来源：THIEME Atlas of Anatomy, General Anatomy and Musculoskeletal System. 2nd ed. © Thieme 2014, illustration by Karl Weske.）

肱二头肌
肱桡肌
桡侧腕长伸肌
桡侧腕短伸肌
拇长屈肌
拇长展肌
拇长屈肌腱

肱三头肌
肱肌
内上髁屈肌，共同的屈肌头
肱二头肌腱膜
旋前圆肌
桡侧腕屈肌
掌长肌
桡侧腕屈肌
指浅屈肌
掌长肌
尺侧腕屈肌
指深屈肌腱

肱二头肌
肱二头肌腱

腕伸肌。相比之下，桡偏只由桡侧腕长伸肌进行[256]。在一定程度上，这两个肌肉由指伸肌（见"手指的伸缩装置"部分）和尺侧腕伸肌支撑（图1.32）。

桡侧腕长伸肌

桡侧腕长伸肌起自肱骨外上髁的中脊、上臂外侧肌间隔和肱骨外上髁的肱桡肌远端。它在浅肌层，在收缩过程中很容易被看到和摸到。肌腹在前臂上部肌腱处终止。在桡骨远端骨骺区，连同桡侧腕短伸肌，在约2.3cm长的第二腱室与腱鞘之间滑动[229]。两个结构附着在桡骨背侧结节（Lister结节）[229]的外侧，以确保肌腱的通过。此外，肌腱形成底部和处于深处的解剖鼻烟窝的尺侧边。在进一步的过程中，桡侧腕伸肌止于第二掌骨基底部。

桡侧腕短伸肌

该肌起源于外上髁（由桡侧腕长伸肌的纤维覆盖[60]）、桡侧副韧带与桡骨环状韧带。在起源区域，腕长伸肌的肌腹覆盖桡侧腕短伸肌的肌腹[256]。它始于浅肌层（比桡侧腕长伸肌更横向），止于前臂上部肌腱。通过第二肌腱室，止于第三掌骨和第三掌骨结节。所有桡侧腕短肌和长肌的结构都易于触诊并可视。

1.3.5 腕关节运动学

关节运动学说的是关节内骨间的运动，意思是在两个关节的骨间或多或少要有相似弯曲的关节面。典型的关节运动包括滚动、滑动、牵引和压缩[234]。而骨间运动学描述了相关肢体在空间的主动和被动运动，如同角运动（旋转）或在没有旋转（平移）情况下的空间骨骼运动[234]。根据Kaltenborn的凹凸法则，在关节运动学中，当移动凹关节骨时，关节表面的滑动与骨骼的空间运动是一样的。当移动凸关节时，关节面在空间运动的相反

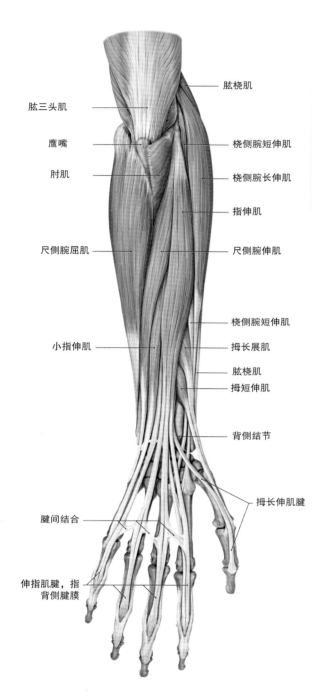

肱三头肌
鹰嘴
肘肌
尺侧腕屈肌
小指伸肌
腱间结合
伸指肌腱，指背侧腱膜

肱桡肌
桡侧腕短伸肌
桡侧腕长伸肌
指伸肌
尺侧腕伸肌
桡侧腕短伸肌
拇长展肌
肱桡肌
拇短伸肌
背侧结节
拇长伸肌腱

图1.32 前臂背侧肌。（来源：THIEME Atlas of Anatomy, General Anatomy and Musculoskeletal System. 2nd ed. © Thieme 2014, illustration by Karl Wesker.）

方向滑动[234]。

腕关节的运动学是自然界真正的杰作，它的生物力学功能至今仍未被完全理解。各种运动功能的基础是由单个腕骨、桡尺关节和腕关节远端，以及许多不同的韧带构成的。这些结构共同负责抵消由于肌肉收缩而产生的腕骨位置的变化，因此在稳定腕关节方面起关键作用。根据 Schmidt 和 Lanz（2003）的描述[229]，在关节力学方面，腕关节韧带系统可分为三个韧带链。

● 腕骨支持带，可将其看作是"关节外弹弓"。它们的斜纤维结构不仅稳定桡尺远侧关节，而且也可抵消手腕尺侧移位[229]。

● "关节弹弓"由具有高抗拉强度的韧带形成，起自桡骨，沿掌侧和背侧方向延伸，止于三角骨。掌侧束由横向的桡月韧带和月三角韧带形成。在背侧，桡三角韧带绕过桡骨的尺侧缘并且斜向止于三角骨。三角骨作为弹弓的石头，由桡骨倾斜引起的尺侧力量得到控制[133]。弹弓控制腕关节近端和远端在桡偏和尺偏时的运动范围[229]。它还可以作为手的屈曲和伸展尺骨支撑物[191]。广义上，桡舟头韧带也属于关节弹弓[233]。它起自桡骨掌侧缘，横跨舟骨，止于头状骨。此韧带主要用于连接月骨和头状骨的运动[229]，以及稳定月骨

和头状骨之间的关节[147]。因此关节弹弓主要是通过尺侧柱的三角骨形成的，在协同作用方面，是靠桡侧柱舟骨以便提供中央 T 形柱，据 Taleisnik（1985）描述[251]，其稳定性需要月骨与头状骨之间的运动。

● 掌支持带（V 形韧带）包括中、深部掌侧纤维结构。它能稳定头状骨，并防止手掌腕骨在伸展时移位[229]。

腕关节运动学：一般特性

腕关节可称为一种改良的髁状关节，其"髁"由八块腕骨组成[233]。然而腕骨的协调运动不是依据静态髁，而是依据"可变几何"的原理，关节的运动系统能适应其形式对应当时的空间和力的要求[233]。运动腕的空间排列通过关节面的排列和腕关节韧带的控制来协调。八块腕骨的基底空间排列可分为两个水平列和三个垂直柱（图 1.33）。水平列由近排腕骨（从桡侧到尺侧 = 舟骨、月骨、三角骨和豌豆骨）和远排腕骨（从尺侧到桡侧 = 钩骨、头状骨、小多角骨和大多角骨）构成。近排结构之间的运动范围相对较大。远排结构之间的运动范围较小，它们被韧带[233]牢固附着于第二至第五掌骨（作为骨骼支柱）[239]。根据 Taleisnik（1985）的描述[251]，三个垂直柱分别为：由舟骨形成的桡骨柱；由三角骨和豌豆

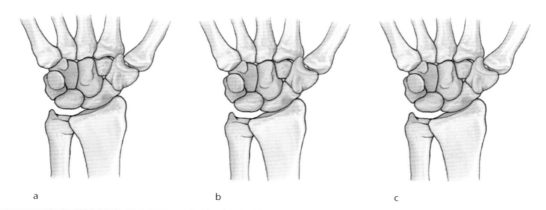

a　　　　　　　　b　　　　　　　　c

图 1.33　手的柱状模型。（a）Navarro（1937）。（b）Lichtman（1981）。（c）Taleisnik（1985）。

骨形成的尺骨柱（图 1.33）；第三个中心柱是 T 形的，其中腕骨远排的大多角骨、小多角骨、头状骨和钩骨与通过月骨的桡骨连接。这导致伸屈和桡尺偏的两个自由度。如果将近端和远端桡尺关节也考虑在内，旋前和旋后也可以作为第三自由度。

附加说明

有多种理论描述了手腕关节运动学和各类腕骨和支柱之间的相互作用。这些支柱理论中的第一个由 Navarro（1937）[178]提出（图 1.33a）。其他支柱理论由 Kuhlmann 等人（1978）[131] 和 Lichtman 等人（1981）提出（图 1.33b）[146]，他们将腕骨与近端和远端骨环进行了比较（图 1.34），Taleisnik（1985）[251] 改进了 Navarro 的支柱理论。Taleisnik 建议将中央 T 形骨与舟骨和三角骨作为旋转轴（图 1.33c）。

目前，关于功能和失能的关节运动学解释，也就是说腕关节的结构损伤依据 Lichman 1981 年的腕骨椭圆环概念和 Taleisnik 的 T 形柱和旋转轴概念[251]。

注解

两个关节结构的稳定性被定义为在正常负荷下保持彼此生理位置的能力[233]。当两个关节结构在静止时不成一条直线，则存在静态不稳定。当运动过程中关节的正常协调功能紊乱时，存在动态不稳定[233]。

腕关节运动学：特殊性

Lichtman 1981 年的腕骨椭圆环概念[146]和 Taleisnik 1985 年（图 1.33c）的 T 形柱和旋转轴理论[251]互补地解释了腕关节运动学。下面将用 Schmidt 和 Lanz（2003）实用而生动的描述对这些机制进行说明[229]。

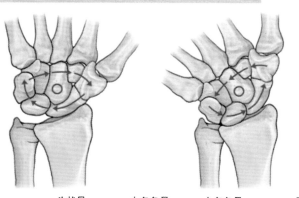

图 1.34 Lichtman 提出的旋转模式。（来源：Platzer W. Altas der Anatomie. Part 1: Bewegungsapparat. 6th ed. Stuttgard: Thieme; 1991.）

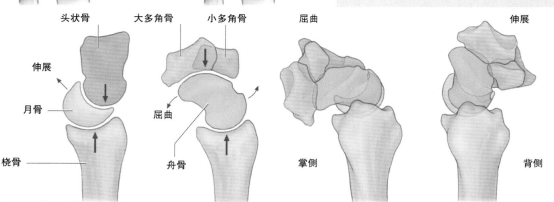

头状骨　　大多角骨　　小多角骨　　屈曲　　　　　　伸展

伸展　　月骨　　屈曲　　掌侧　　　　　背侧

桡骨　　舟骨

图 1.35 月骨和舟骨的位置变化。

远排腕骨（大多角骨、小多角骨、头状骨和钩骨）通过 T 形头状骨和月骨连接桡骨[229]。因为月骨掌侧比背侧宽，其楔形骨自然会滑出腕掌侧并且背侧倾斜向头状骨的手掌部分（图 1.35）。这是由月骨凹关节面相对的头状骨凸面造成的。这一运动趋势由桡骨凸关节面所支撑，需要一个从背侧和远端到掌侧和近端的过程，并与月骨凸关节面互补。因此，月骨在远端腕关节向相同方向移动，在近端腕关节向相反方向（近端和远端）移动。该结构通过腕骨远排在相反方向上延伸，并在掌侧和近端方向屈曲[229]。同时，在伸展过程中月骨围绕头状骨背侧向掌侧滑动，在屈曲过程中月骨围绕掌侧向背侧滑动。

在桡骨柱，舟骨表现为一个独立的元素连接近排和远排腕骨[148]。Fisk 认为[63]，舟骨跨越两排并稳定腕中关节，可以同步运动[233]。舟骨引导桡骨柱的活动度。大多角骨和小多角骨都压着它的远极，头状骨压着它的近极，手部近端方向的轴向载荷试图向掌侧推动舟骨远端部分和向背侧移动近端部分[160]。在横平面腕骨趋向月骨（舟骨旋后和月骨旋前[279]）。反向运动在舟月韧带共同耦合的头状骨水平

上被取消。在伸展和屈曲时，韧带锁住大多角骨与小多角骨之间的舟骨，并在头状骨平面的舟骨与月骨之间同步运动[279]。舟骨韧带在两个骨骼之间传递，舟骨和月骨之间的相对运动被限制在 15° 与 20° 之间[233]。

在矢状面，舟骨向相反的方向运动，其凸关节面正对桡骨凹面和大多角骨、小多角骨凹面，并与其凹关节面以相同的方向移动到头状骨。这种机制正好与月骨相反，其是由腕骨远排向相反方向（近侧和背侧）伸展以及在手掌和近端方向屈曲的趋势支撑的[229]。

尺侧柱由三角骨和豌豆骨形成。lichtman 等人（1981）[146]将腕骨描述为骨骼环（"椭圆环"），其腕骨排在相反方向上移动，通过移动舟大小关节和钩三角关节（桡骨和尺骨连接）彼此稳定[233]。尤其是在桡偏和尺偏时，三角骨沿钩骨螺旋形关节面滑动[229]。

该运动可与活塞和气缸进行比较。在桡偏时，三角骨滑入近端（"高"）位置（图 1.36a），同时向背面移动，并向掌侧旋转[233]。在尺偏过程中，三角骨滑入远端（"低"）位置（图 1.36b），同时相对于钩骨掌侧移动，并且向背侧旋转。在横向运动时，钩骨远离尺骨茎突。

图1.36 高位和低位。（a）桡偏（高位）。（b）尺偏（低位）。

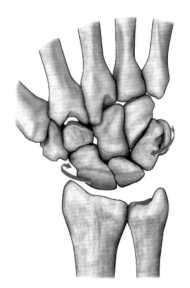
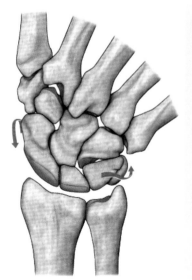

a b

同时，舟骨在近端轻微的背侧旋转的情况下向掌侧移动。在自然运动的倾向中，月骨随着舟骨屈曲[233]。在桡偏时，舟骨和月骨的运动以相反的顺序进行。总的来说，在桡偏时，腕远排移向桡侧，近排行至尺侧；在尺偏时，腕远排移向尺侧，近排滑向桡侧[233]。旋转中心始终是头状骨的上端中心。平均 24° 桡偏和平均 40° 尺偏通常是可能的[233]。在关节运动结束时，韧带张力增加，有效地将腕骨固定在一个"紧密"的位置[153]。由 V 形韧带提供的控制和稳定允许桡骨和尺骨柱之间的连接与通过月骨和三角骨之间的月三角韧带和舟骨和月骨之间的舟月韧带之间的直接连接[229]。这种结构由桡舟三角韧带支撑，因为它延缓了舟骨掌侧倾角。

舟大小多角关节对腕部关节运动学也起着重要作用，尤其在腕中关节。贯穿舟大小多角关节的斜运动轴允许腕关节的运动，从桡偏（20°）的伸展（40°）到尺偏（20°）的屈曲（0°）。这种运动发生在许多日常活动中，也包括在飞镖投掷运动中，因此被称为"飞镖投掷运动"（DTM）。它沿着大约 45° 的旋后向屈曲—伸展平面进行，并且通过舟骨远端表面分为两个面的舟骨脊[171]。由于舟骨脊与腕掌关节位于同一水平，它允许大多角骨和小多角骨在舟骨上均匀地屈曲和伸展。此外，在舟骨上的头状骨和月骨的运动沿着 DTM 的路径倾斜[172]。因此，腕关节和舟大小多角关节的自然运动不是矢状的，而是主要遵循倾斜的 DMT 路径。该旋转轴穿过舟头韧带和舟大小多角（STT）韧带（即舟骨、大多角骨和小多角骨之间的韧带复合体）。因此，它们是 DTM 的两个引导韧带。

各种研究已经证实，在 DTM 中，近排腕骨的运动被最小化。因此，舟骨和月骨的屈曲旋转和伸展旋转之间的转换被定义为零。这种运动模式显现出非常独特的稳定性。治疗记录表明，这种运动在 DTM 中是有限的（舟月骨旋转运动也限制舟月韧带的张力），有助于愈合[35]。

▶ 表 1.1 综述了尺偏和桡偏时腕关节运动方式的研究进展。

表 1.1　尺偏和桡偏时的腕关节运动方式 [233]

平面	解剖结构		尺偏	桡偏
冠状面	近排腕骨		滑向桡侧	滑向尺侧
	远排腕骨		滑向尺侧	滑向桡侧
	桡骨高点		增加	减少
	尺骨高点		减少	增加
	紧张的韧带		RSCL,RLTL,DRTL	ULL,UTL,TCSL,DICL
	放松的韧带		ULL,UTL,TCSL,DICL	RSCL,RLTL,DRTL
矢状面	近排腕骨：		完全伸展	完全屈曲
		舟骨	伸展，掌侧平移	屈曲，背侧平移
		月骨	伸展，掌侧平移	屈曲，背侧平移
		三角骨	远端（高）位，掌侧平移	近端（低）位，背侧平移
	远端腕关节旋转		相对屈曲	相对伸展

韧带缩写：RSCL：桡舟头，RLTL：桡月三角，DRTL：背侧桡三角，ULL：月三角，UTL：尺三角，TCSL：三角头舟，DICL：腕骨间背侧。

钩三角关节在纯屈曲时也有稳定作用。在伸展过程中，掌侧三角弹弓收紧，同时背侧放松。在屈曲过程中，这种机制正好相反[229]。

注解

月骨起着举足轻重的作用，因为它是纵向和横向运动轴中止点的连接，从而手的任何运动都与前臂有关[229]。与桡骨和头状骨一起，它控制整个手腕复合体的运动。屈曲仅在桡骨和月骨之间进行[242]。

1.3.6　手腕的其他重要解剖结构

其他重要的腕骨结构是 6 个背侧肌腱室、腕管、尺骨管（"腕尺管"）、血管和淋巴管。除了手的机制和韧带病理，腱鞘的炎症过程、神经痛、正中神经和尺神经压迫综合征和血流不畅的现象屡见不鲜。

背侧和掌侧肌腱室

腱鞘是引导肌腱的导管，在运动过程中，将肌腱固定在所需的方向上，或引导它们绕着骨骼运动[59]。腱鞘增强肌腱的滑动能力[280]，保护周围组织免受交叉屈曲—伸展运动造成的损伤[101]。除了手腕前臂支持带的稳定性能外[132]，伸肌支持带连同垂直位于结缔组织间隔和背侧的滑膜鞘，形成 6 个骨纤维管以引导伸肌腱[229]。屈肌支持带和掌侧关节囊形成一个加强的桡侧腕屈肌腱鞘组织[229]。其他两个纤维间隔直接穿过腕管[27]。此外，所有腱室和腱鞘均可防止"弓弦现象"[244]，并且通过增加在屈曲时的相对长度以防止骨骼肌功能不全[106]。

腱鞘的功能结构

腱鞘具有与关节囊和滑囊相似的结构[255]。它们由两层组成，即外部纤维鞘和封闭滑膜填充空间的内腱鞘滑膜[255]（图 1.37）。

纤维鞘

据 Schmidt 和 Lanz（2003）描述[229]，纤维鞘分为三部分，即外层、中间层和内层，与其各自的加强韧带相吻合（图 1.37）。外层由疏松的结缔组织组成，富含血管并能移位，类似于外膜[61,111]。它将鞘固定于外围组织，并包含神经和供血血管。中间层约占鞘壁总厚度的 3/4~4/5。它包含一个绷紧的胶原结缔组织支架。这些纤维以垂直于肌腱的方向排列。组织中也含有稀疏的成纤维细胞和软骨细胞[229]。内层由薄的、格子样的和篮子编织状的胶原纤维束与成纤维细胞和软骨细胞组成[229]。这种结构使纤维鞘及其加强带能够最好地吸收肌腱传递的压力[79]。内层由覆盖在滑膜绒毛表面的上皮划定[239]。

滑膜鞘

滑膜内层可使肌腱在纤维鞘内畅通无阻地滑行[106]。滑膜形成具有内层和外层的独立双

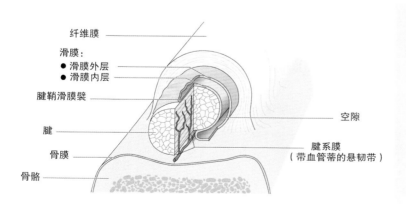

图 1.37　腱鞘结构。

纤维膜

滑膜：
● 滑膜外层
● 滑膜内层

腱鞘滑膜襞

腱

骨膜

骨骼

空隙

腱系膜
（带血管蒂的悬韧带）

层管。内层包裹肌腱[106]，而外层则用滑膜绒毛从纤维鞘描绘[79]。这两层相互融合，自成一体，划分出间隙空间[106]。外层从纤维鞘中分离出滑膜绒毛[229]。当肌腱在鞘内移动时，内层在滑膜外层滑动，其滑膜表面包裹滑液[106]。滑膜鞘以不规则的间隔穿过富含血管的通道（腱系膜和腱纽），它们供应肌腱并纵向地稳定肌腱[106]。

背侧肌腱室

伸肌支持带的深部纤维产生于桡骨茎突并朝向前臂近端的三角骨和豌豆骨[229]。表面纤维起自前臂筋膜并扩展到手背。上方肌腱近端宽约51mm，远端宽约54mm。桡侧深约15mm，中间深约26mm，尺侧深约20mm[227]。6个垂直位的结缔组织间隔通过伸肌支持带的底面。它们附着于桡骨的骨膜、腕关节囊、远端桡尺关节囊和TFCC（图1.38）。

背侧第一肌腱室

该纤维间隔约16mm长，8mm宽，附着于桡骨远端外侧边缘[229]。它包含拇短伸肌和拇长展肌。51mm长的拇短伸肌腱鞘明显比35mm长的拇长展肌腱鞘长。腱鞘的尾部位于距离腕关节线近端约25mm处。拇短伸肌腱鞘有25mm长的侧隐窝，这使得它终止在拇指掌指（MCP）关节[229]。

> **实用技巧**
>
> 肌腱的行程显示出巨大的解剖变异。拇长展肌的肌腱可分离（最多5次），根据其长度，拇短伸肌腱可以在单独的腱室中完全或部分地进行[97,218,272]。
>
> De Quervain 的狭窄性腱鞘炎，也被称为洗衣妇的扭伤，是第一个伸肌腱室的狭窄炎症，并且在1895年第一次被 Fritz de

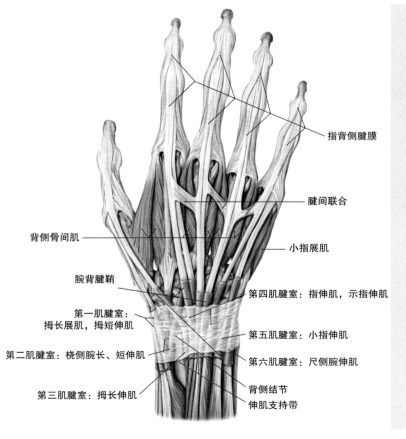

图1.38　腕背侧的6个肌腱室。（来源：THIEME Atlas of Anatomy, General Anatomy and Musculoskeletal System. 2nd ed. © Thieme 2014, illustration by Karl Wesker.）

指背侧腱膜

腱间联合

背侧骨间肌

小指展肌

腕背腱鞘

第四肌腱室：指伸肌，示指伸肌

第一肌腱室：拇长展肌，拇短伸肌

第五肌腱室：小指伸肌

第二肌腱室：桡侧腕长、短伸肌

第六肌腱室：尺侧腕伸肌

第三肌腱室：拇长伸肌

背侧结节

伸肌支持带

Quervain 所描述。它是腱鞘炎最常见的类型之一，疼痛性肌腱炎症，它们的肌腱滑膜在第一伸肌腱室。增厚的肌腱滑膜，也可能由增厚的肌腱组织导致肌腱室缩小。滑动可能是痛苦的，甚至是可以清晰地感觉到和听到达到高潮的捻发音。炎症还会引起肌腱和腱鞘粘连。经典的病症现象是 Finkelstein 测试阳性。当患者的拇指屈曲朝向他（她）的手掌，并且手指环绕着拇指，然后握拳，检查者突然迅速有力地将患者的腕关节尺偏。如果患者抱怨非常尖锐的疼痛，在某些情况下也会带来惊人的疼痛，在第一腱室发散到远端方向，则测试为阳性。在所有保守治疗方法用尽之后，治疗的选择通常是切开第一腱室和清除红肿部位的肌腱滑膜。

背侧第二肌腱室

腕背侧第二肌腱室约 23mm 长，近端 10mm 宽，远端 13mm 宽。当它变宽时，可以防止肌腱在止点附近相互接触[229]。腱室位于桡骨骺远端并牢牢地附着于尺侧的 Lister 结节。它包含尺侧的桡侧腕长伸肌和桡侧腕短伸肌常见的肌腱鞘。

实用技巧

在罕见的情况下，交叉综合征发生在腕背侧第二肌腱室。其症状包括肿痛的炎症反应，来自腕背侧第二肌腱室的肌腱水平交叉腕背侧第一肌腱室，距近端鼻烟窝大约 2cm。该部位呈现压痛，并且腕关节抵抗阻力伸展是痛苦的。Finkelstein 测试可能显示为假阳性。如果使用固定和消炎药的保守治疗都不能缓解，第二肌腱室可以通过手术切开并将腱鞘炎性部分切除。

背侧第三肌腱室

该纤维间隔长约 25mm，腱鞘长约

56mm。在尺侧，它绕着 Lister 结节到桡骨远端边缘。该腱鞘与拇长伸肌延伸到拇指的 CMC 关节[229]。

实用技巧

在拇长伸肌腱断裂的患者中观察到桡骨远端骨折，是由于直接外伤，更可能是由于钢板固定术治疗桡骨骨折期间未被正确放置的螺钉。有时，在类风湿性关节炎患者中观察到自发性断裂[229]。如果不能进行伸肌腱的直接、初次缝合，则必须进行重建手术以恢复拇指在远端关节的伸展。为此，示指伸肌腱移位到拇长伸肌腱远侧端并置于正确的张力下，随后进行缝合修复。

背侧第四肌腱室

腕背侧第四肌腱室约 25mm 长。近端约 9mm 宽，远端约 13mm 宽[229]。腱鞘始于伸肌支持带前 5mm，宽约 14mm 处。其中部约 13mm 宽，在桡骨附近的近端末，它变窄到大约 9mm。在远端部分，腱鞘在手背上呈扇形。在桡侧，其约 46mm 宽，中间约 49mm 宽，在尺侧其约 57mm 宽[229]。作为一个常见的鞘，它引导三个伸指肌腱，在它下面的是示指伸肌，其向远端和桡侧倾斜。在 70% 的病例中，肌腱鞘中发现有约 13mm 的示指伸肌组成部分[229]。

实用技巧

腱鞘炎通常不会在腕背侧第四肌腱室出现。该室中的病理状况由示指伸肌的肌腹引起，被称为示指伸肌综合征[88]。

背侧第五肌腱室

背侧第五肌腱室的腱鞘大约在腕关节近端线近端约 17mm 处，其长约 29mm[229]。因此该室是最长的腕背侧肌腱室。在 72% 的人群中，它包含 2 个小指伸肌腱；在 9% 的人群中，它包含有 3 个终端腱[229]。在 1% 的病例中，该肌腱是完全缺如的[277]。

背侧第六肌腱室

该纤维室由一个宽间隔从第五肌腱室分隔开[229]。隔膜与腱上层和腱下层的伸肌支持带的筋膜、TFCC 的背侧桡尺韧带部分和疏松缔结组织交织在一起[229]。它延伸到尺骨远端的腕骨远排[250]。腱上纤维经过第六腱室并辐射到掌间韧带，进入第五掌骨基底而不附着于尺骨[188]。其长约 21mm，宽约 6mm。其腱鞘约 49mm 长，引导尺侧腕伸肌[121]。51% 的病例都有一个细小的副腱，它在桡骨方向分叉，止于第五掌骨的头部或在小指背侧指状扩张[229]。尺侧腕伸肌及其第六肌腱室和腱鞘都是 TFCC 的一部分，因此在稳定桡尺远侧关节和腕关节中起着关键作用。

掌侧肌腱室

掌侧屈肌支持带起自腕关节近端区域伴随位于前臂筋膜[229]表面的腕掌韧带，与其延伸的腕管重合。其宽约 26mm，长约 22mm，中间厚约 1.6mm，边缘厚约 0.6mm[33]。其支持带由相互交织在一起的牢固纤维组成[87]。它由 4 层组成，分为斜向延伸的表面纤维和在其下面水平延伸的纤维。它们与远端的斜纤维和深层纤维相连，并且形成了一个平滑的顶部[39]。其牢固的纤维结构防止了腕关节屈曲时的"弓弦现象"[122]。这是对腕关节的本体感觉的一个重要组成部分[158]。3 个掌侧肌腱室位于屈肌下方与第二和第三腱室直接穿过腕管（图 1.39）。掌侧第一腱室部分与屈肌支持带

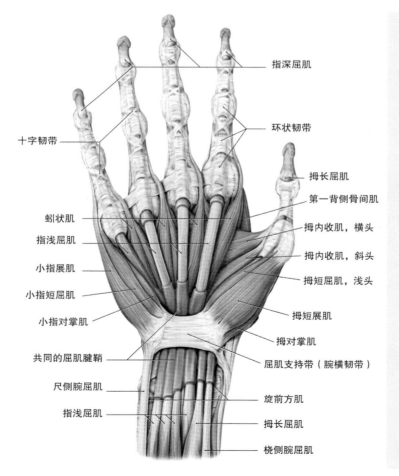

指深屈肌

环状韧带

拇长屈肌

第一背侧骨间肌

拇内收肌，横头

拇内收肌，斜头

拇短屈肌，浅头

拇短展肌

拇对掌肌

屈肌支持带（腕横韧带）

旋前方肌

拇长屈肌

桡侧腕屈肌

十字韧带

蚓状肌

指浅屈肌

小指展肌

小指短屈肌

小指对掌肌

共同的屈肌腱鞘

尺侧腕屈肌

指浅屈肌

图 1.39 6 个掌侧肌腱室。（来源：THIEME Atlas of Anatomy, General Anatomy and Musculoskeletal System. 2nd ed. © Thieme 2014, illustration by Karl Wesker.）

融合。

掌侧第一肌腱室

该腱室用来引导腱鞘和桡侧腕屈肌的圆肌腱，它在前臂区域，12~14cm 长[229]。在掌长肌和肱桡肌之间的皮肤下方很容易触及[229]。在腕关节的水平上，它发展出约 5mm 宽、2.5mm 厚的肌腱鞘，内有缓冲纤维脂肪组织的纤维管[229]。在小多角骨结节下方的舟骨结节水平上，延伸成角度向背侧的骨窝，并且屈肌支持带成了滑行通道[229]。掌侧第一腱室不能直接延伸到腕管。这意味着只有两个腱室穿过腕管。

实用技巧

由于手腕的创伤或骨关节炎的结果，腱室可能丧失其引导肌腱的能力，这可能导致肌腱无菌性炎症甚至断裂[25]。尤其是在手弯曲的过程中发生疼痛。局部压痛通常出现在舟骨结节旁[116]。

掌侧第二肌腱室

拇长屈肌腱鞘 12~14cm 长，起自桡骨茎突水平[229]。其穿过桡骨窝，止于拇指指骨远端。内侧神经通过腱系膜与该腱鞘融合。

掌侧第三肌腱室

掌侧第三肌腱室起自腕关节近端线 5~7cm 处，并以腱囊的形式穿过尺侧的腕管[134]。远侧，这种宽的腱鞘以不同的程度延伸到手掌[229]。掌侧第三肌腱室用于引导 8 根肌腱，即 4 根指深屈肌腱和 4 根指浅屈肌腱。指深屈肌腱在腕管中通过几个肌腱纤维相互连接。如果手指在伸展中被固定，则其他手指不能在远端关节中被完全弯曲[229]。由于其发达的肌腹，并且短纤维长度为 8cm，在手腕屈曲时不可能将手指闭合成拳[84]。指深屈肌腱位于腕骨水平上，从桡骨方向向尺骨延伸[229]。指浅屈肌腱位于不太有序排列的顶部[229]。正中神经位于腱室的顶部。在 50% 的人群中，该腱室

和拇长屈肌腱鞘相通[103]。

注解

在 85% 的病例中，正中神经受到压迫（腕管综合征）是由于重复性损伤引起的腱鞘炎或掌侧第三肌腱室的慢性纤维化[27]。

腕管、尺管和手部神经的分布

正中神经最常暴露在腕管区的压缩性损伤中[27]。这也适用于尺神经，是尺沟综合征最常见的影响因素；第二常见的病理包括尺管中的外伤[232]。因此，手部病理性狭窄是常见的表现，并且是一个手外科医生的日常工作和患者后续治疗的一部分。

腕管

腕管是连接前臂屈肌和手部纤维的骨性通道。它包括腕骨和韧带在腕部屈曲和伸展过程中的一种动态排列。由于屈曲时入口开口变小，因此屈肌支持带靠近桡骨和头状骨移向远端和掌侧。伸展时，由于月骨压向腕管内部，导致腕管被收缩[229]。这两个动作会明显加剧腕管内的压力。中间位置的压力约为 2mmHg（1mmHg=0.133kpa），伸展时压力增加至约 33mmHg，屈曲时增加至约 42mmHg[13]。在两次检查中获得不同的测量值，静止时的压力和运动时的压力的增加有显著差异。腕管中的任何收缩都基本上损害了正中神经鞘的电导率。这不仅由于机械压力，而且同时由于神经鞘内血液供应中断所致[229]。腕管综合征是最常见的外周压迫性神经病（图 1.40）。

实用技巧

尺神经损伤导致"尺爪"或"爪形手"的发育[101,102]。拇指外展，手指在近端关节伸展与手指在近端和远端指间关节屈曲[101,102]，这种体态特征是由拇内收肌、骨间肌和第四、

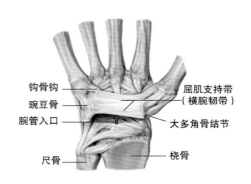

钩骨钩
豌豆骨
腕管入口
尺骨
屈肌支持带（横腕韧带）
大多角骨结节
桡骨

图 1.40 腕管。（来源：THIEME Atlas of Anatomy, General Anatomy and Musculoskeletal System. 2nd ed. © Thieme 2014, illustration by Karl Wesker.）

第五蚓状肌的麻痹引起的。拇指不能内收，手指近端关节不能屈曲或近端指间（PIP）关节和远端指间（DIP）关节不能伸展。因此，由正中神经支配的拇短展肌固定拇指，并且由桡骨神经支配的伸肌将手指固定在该位置。由于小鱼际肌不再受支配，拇指和小指的对掌也不再可能。

▶ 腕管的解剖结构。腕管是一个骨纤维管，长约 2.5cm，位于掌侧（图 1.40）。其近端部分，底部由头状骨、钩骨和三角骨形成；远端部分由头状骨和小多角骨形成。桡管壁由舟骨近端和大多角骨远端形成，尺管壁由三角骨近端和钩骨远端形成。腕管的顶部由屈肌支持带形成，其在桡侧止于舟骨结节和大多角骨结节。在尺侧，止于豌豆骨结节和钩骨结节。屈肌支持带的远端部分较厚，腕关节空间在浅表位置缩小[27]。两个掌侧腱鞘穿过腕管，进入第二掌侧肌腱室内变成拇长屈肌，进入第三掌侧肌腱室成为指深屈肌和指浅屈肌的 8 条肌腱。正中神经在第三肌腱室和屈曲支持带之间延伸；其过程是多变的，但通常在桡骨的中间[27]。

> **注解**
>
> 腕管综合征最常见的原因是腱鞘的炎症增厚。其他原因包括肿瘤（例如神经中枢）、晶体沉积疾病（例如痛风）、先天性异常 [例如背伸不稳定（DISI）、腕关节骨性关节炎] 以及静脉瘀血和水肿（例如妊娠、更年期和右心衰竭）[27]。

尺管

在肘部尺神经沟后，尺管（Guyon管，图 1.41）位于尺神经卡压的第二最常见的位置[232]。约 15mm 长的骨纤维管将尺神经动脉引导到手部[232]。

▶ 尺管的解剖结构。尺管位于相对于腕管的掌中位置，始于豌豆骨，终于钩骨钩。尺管底部由屈肌支持带和豌豆钩韧带、顶部由腕掌韧带形成，在某些情况下，由掌长肌纤维形成[232]。在尺侧，豌豆骨和小指短屈肌形成尺管边界；在桡侧，掌腱膜和钩骨钩形成边界。在尺管前方或近端，尺神经掌支分为浅支和深支[232]。在尺管出口水平上，尺神经深支通过钩骨钩和纤维腱弓之间的狭窄区域，并作为小指短屈肌的起源[232]。有些掌侧和桡骨部分，尺神经浅支离开尺管在小鱼际执行纯粹感官任务。尺神经及其分支延续到尺侧至尺动脉。

> **注解**
>
> 腕管综合征最常见的原因：急性神经损伤（例如割伤、腕骨骨折），慢性神经损伤（例如长期使用拐杖、钩骨钩不愈合），炎症（例如痛风），肌肉、神经创伤（例如术后），解剖变异（例如小指屈肌的非典型病过程）和各种肿瘤（例如神经节瘤、脂肪瘤等）[232]。

手部神经分布

臂丛是外周神经系统的一部分，由 C5 到 T1 的脊神经形成。外周神经也称为混合神经，因为

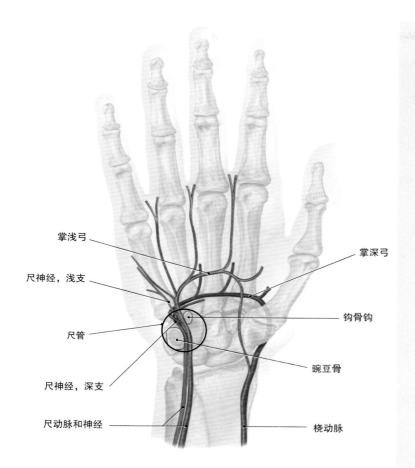

图 1.41 尺管（Guyon 管）。（来源：THIEME Atlas of Anatomy, General Anatomy and Musculoskeletal System. 2nd ed. © Thieme 2014, illustration by Karl Wesker.）

掌浅弓
尺神经，浅支
尺管
尺神经，深支
尺动脉和神经

掌深弓
钩骨钩
豌豆骨
桡动脉

它既含有传入神经和传出神经，也包括自主神经纤维[56]。躯体纤维从一个受体（例如皮肤或疼痛受体）延伸到脊髓（躯体传入），或从脊髓运动角细胞延伸到骨骼肌（躯体传出）[56]。自主神经对内脏、血管和腺体都有传入和传出的接触[56]。从外周神经的臂丛中，运动神经元出现在肩胛带肌肉和上肢，以及肩部和上肢皮肤的分支[56]。对于前臂和手，正中神经、尺神经和桡神经源于这个神经丛。

正中神经

正中神经（C6–T1）在腋动脉区由臂丛外侧束和内侧束（"中间吊索"）共同形成。正中神经在肱二头肌内行至肱动脉降行到肘窝（图1.42）。它位于肱二头肌腱膜与肘正中静脉后面，止于肱肌和肘关节的前面。正中神经在通过旋前圆肌两头之间时，发出运动分支，支配旋前圆肌、桡侧腕屈肌、掌长肌和指浅屈肌，并将多个分支发送到肘关节和桡尺近侧关节。正中神经通过穿过肱骨和旋前圆肌的尺头进入前臂。在肘窝的水平上，出现前臂骨间前神经分支。它还对前臂的旋前方肌骨间膜和拇长屈肌、指深屈肌的桡侧部分（示指和中指）以及对桡尺远侧关节和腕关节发出分支。在指浅屈肌与指深屈肌之间，最终到达腕关节。在它进入腕管之前，其位于表面的桡侧屈腕肌腱和掌长肌腱之间，并发出大鱼际的感觉掌支[27]。此外还有规律地与腕关节水平上的尺神经吻合。

宽度在 6mm 左右，厚度约为 2.1mm。正中神经在屈肌支持带进入腕管[229]。从近端到远端，正中神经宽度逐渐增加到 7.7mm[226]，而厚度会降低到 1.9mm[37]。神经束的数目增加，最多可存在

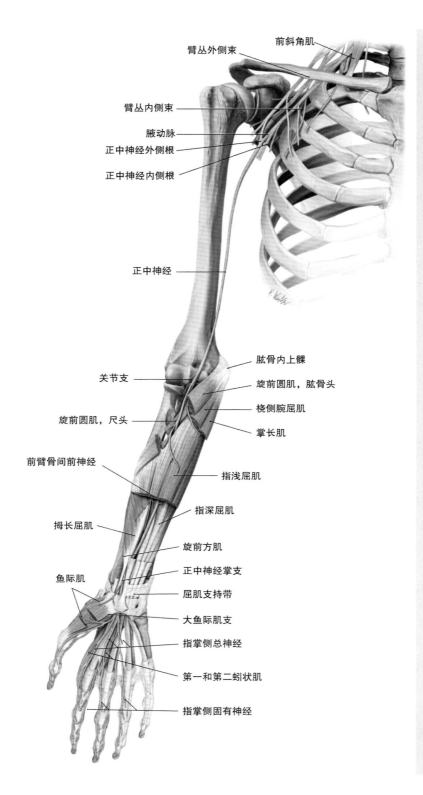

臂丛外侧束
前斜角肌
臂丛内侧束
腋动脉
正中神经外侧根
正中神经内侧根
正中神经
关节支
肱骨内上髁
旋前圆肌，肱骨头
桡侧腕屈肌
旋前圆肌，尺头
掌长肌
前臂骨间前神经
指浅屈肌
指深屈肌
拇长屈肌
旋前方肌
正中神经掌支
屈肌支持带
鱼际肌
大鱼际肌支
指掌侧总神经
第一和第二蚓状肌
指掌侧固有神经

图 1.42　正中神经。（来源：THIEME Atlas of Anatomy, General Anatomy and Musculoskeletal System. 2nd ed. © Thieme 2014, illustration by Karl Wesker.）

40 个[23]。屈肌腱的直接接触导致形成凹槽[229]。在 60% 以上的病例中，神经呈直线状至手掌部；多数情况下为中线放射状[27]。由于正中神经以松散结缔组织附着于周围组织，正中神经在腕管内被动地纵向位移是可能的。在手腕的 60° 伸展和 65° 屈曲之间，神经纵向滑行约 20mm[274]。大多数情况下，在腕管的端头，正中神经将其运动支发出到以下肌肉：拇短展肌、拇对掌肌、拇短屈肌的浅头和两个桡侧蚓状肌[27]。蚓状肌的运动支（指掌侧总神经）越过指间间隙并分成两对神经对拇指、示指、中指和无名指的桡侧半部进行指掌侧固有神经支配[102]。因此它们支配拇指掌面，示指、中指与无名指桡侧，包括背侧和中节指骨[102]。

注解

前臂正中神经的损伤导致猿手畸形的临床表现，是由于运动分支对前臂屈肌的损伤。腕管区域的病变导致由正中神经支配的手指麻木和大鱼际肌萎缩。如果骨间前神经萎缩或损伤，会使拇指的指间关节（IP），以及示指和中指的 DIP 关节难以或不可能屈曲。其典型的标志就是不能用示指和拇指形成一个圆圈。

尺神经

尺神经（C8-T1）是源自臂丛的内侧束的主要神经。它穿过腋动脉和静脉到上臂的肱动脉内侧，然后在尺侧远端继续走行（图 1.43）。大约在上臂的中间，它穿过内侧肌间隔臂并进一步向下前进到肱三头肌内侧头前面。在上臂的远端 1/3 处，它变成内上髁和鹰嘴之间的间隔，并通过尺神经沟进入前臂。在这个区域，可以很容易将其触诊，并且在压力下引起电击般的感觉（"有趣的骨头"），向下辐射到手的尺侧。肘关节近端，尺神经不会从肘关节的几个小分支分离出任何恒定的分支。

在尺侧腕屈肌的肱骨和尺骨头之间，位于指深屈肌上的尺神经朝向侧腕屈肌肌腹下方的前臂屈肌侧的远端方向走行。在肌肉融入肌腱的位置，尺神经和尺动脉相伴突出在肌肉外侧边缘之下，并且在表面走行，即直接在前臂筋膜下方将其内侧肌腱表面引至屈肌支持带。在前臂，它发出分支至尺侧腕屈肌和指深屈肌的内侧半。

通过韧带，尺神经的掌支延伸到腕关节，并在尺管前面区域或近端区域分为浅感觉支和深运动支[232]。掌深支进入掌心深处并向鱼际隆起，为所有小鱼际肌发出分支，即小指展肌、小指屈肌和小指对掌肌。它也支配所有背侧和掌侧骨间肌、第四和第五蚓状肌以及个别鱼际肌，即拇展肌和拇短屈肌的深头。

大约在前臂的中段，尺神经的感觉背侧分支继续走行直到手背尺侧并支配该区域皮肤即腕关节面，并且其末支构成指背神经，直到小指的 PIP 关节和无名指尺半。感觉掌支发出略低，支配腕屈侧和近端小鱼际的尺侧部分。在尺管[232]产生的浅支支配掌短肌并为尺掌的皮肤提供感觉神经支配，与它的两个指掌侧总神经引起的指掌侧固有神经，支配小指和无名指的侧面与掌侧，及其远端指骨背侧表面。

桡神经

桡神经（C5-C8）起自后支，支配上臂和前臂伸肌（图 1.44）。

神经干从腋窝延伸至肱二头肌内侧沟的近端 1/3 处，并以螺旋式绕肱骨背面通过桡神经沟。在上臂的远端 1/3 处，它在屈侧到达肱肌和肱桡肌。在此平面，它穿过肘关节，在桡骨头处分为两个末支，即浅支和深支。

在腋窝中，臂下外侧皮神经的分支支配上臂外侧皮肤[200]。稍远处，臂后皮神经伴行，提供背侧感觉神经支配。在神经进入桡神经沟之前，肱三头肌[200]和肘肌的运动肌支分离。在桡神经沟，前臂后皮神经伴行，支配前臂伸

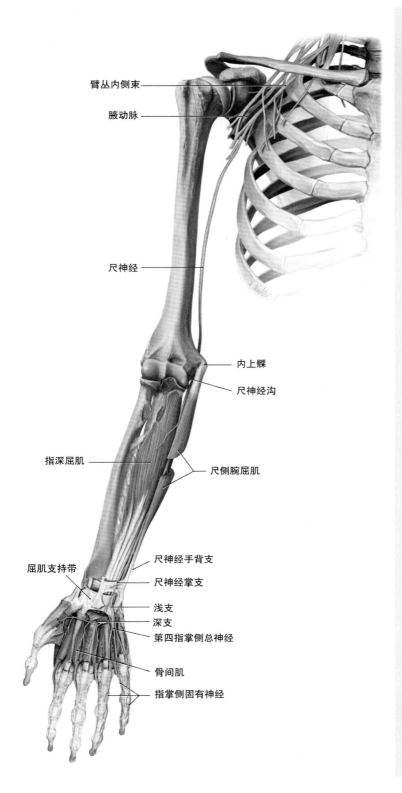

臂丛内侧束

腋动脉

尺神经

内上髁

尺神经沟

指深屈肌

尺侧腕屈肌

屈肌支持带

尺神经手背支

尺神经掌支

浅支

深支

第四指掌侧总神经

骨间肌

指掌侧固有神经

图 1.43 尺神经。(来源:THIEME Atlas of Anatomy, General Anatomy and Musculoskeletal System. 2nd ed. © Thieme 2014, illustration by Karl Wesker.)

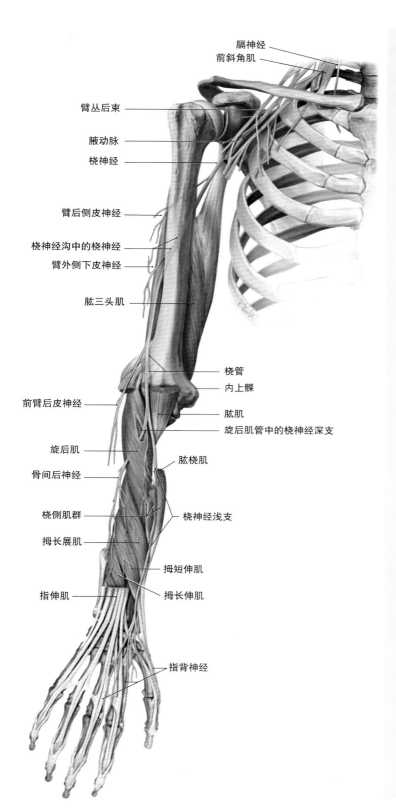

膈神经
前斜角肌
臂丛后束
腋动脉
桡神经
臂后侧皮神经
桡神经沟中的桡神经
臂外侧下皮神经
肱三头肌
桡管
内上髁
前臂后皮神经
肱肌
旋后肌管中的桡神经深支
旋后肌
骨间后神经
肱桡肌
桡侧肌群
桡神经浅支
拇长展肌
拇短伸肌
指伸肌
拇长伸肌
指背神经

图 1.44　桡神经。（来源：THIEME Atlas of Anatomy, General Anatomy and Musculoskeletal System. 2nd ed. © Thieme 2014, illustration by Karl Wesker.）

肌侧到腕背的皮肤。

浅支在前臂继续延伸至肱桡肌的内侧面，然后在该肌和桡骨背侧之间的下 1/3 处延伸到手背。它分为拇指、示指和中指桡侧的伸肌侧的 5 个指背神经[200]。没有桡神经感觉神经支配的自主区域，所有支配的皮肤区域都可以通过其他神经支配[200]。此外，在外上髁水平上，运动分支延伸至肱桡肌和桡侧腕长伸肌。

深支进入旋后肌（Frohse 弓[175]），并绕着桡骨到伸肌侧，在那里它支配整个前臂的背肌群[200]。这包括以下肌肉。

- 旋后肌。
- 桡侧腕短伸肌。
- 指总伸肌。
- 尺侧腕伸肌。
- 小指固有伸肌。
- 拇长展肌。
- 拇短伸肌。
- 骨间后神经支
  - 拇长伸肌。
  - 示指固有伸肌。

综述肌肉神经支配见表 1.2。

注解

上臂桡神经主干损伤导致"腕下垂"是由于手部伸肌瘫痪[102]。手腕和手指关节不能伸展，手因此呈下垂状态[102]。

外源感觉和本体感觉

感觉包括通过传感器感知各种刺激的能力，通过传入、外周和中枢神经通路到中枢神经系统[201]。区别在于精、粗和本体感觉之间的品质[14]。

- 精辨觉：精辨觉指的是皮肤的触觉[69]。机械刺激如触摸、振动、压力和拉力等能触发

触觉刺激[69]。皮肤的敏感性主要取决于刺激强度、时间顺序和刺激面积[69]。这些多样感受器代表皮肤的机械感受器，其中有一个高度密集的排列。它们分为强度、速度和加速度检测器[69]。这些传感器能够将两个附近的刺激识别为不同的感觉（称为两点辨别[14]）。

  ○ 强度检测器：这些感受器传递关于持续压力或皮肤拉伸的强度信息。它们包括位于表皮的 Merkel 细胞和位于真皮深处的 Ruffini 小体[69]。

  ○ 速度检测器：它们只有在皮肤刺激改变其强度时才产生动作电位[69]。它们的刺激包括皮肤上的抚摸和振动。根据位置，位于真皮的 Meißner 小体在无毛区和多毛区承担这个责任，大概位于真皮的毛囊受体[69]。

  ○ 加速度检测器：对皮肤刺激的加速度检测器通过位于皮下组织的 Pacini 小体检测。只有较强的刺激，如触觉和振动感，才会变得活跃起来[69]。

- 粗感觉：粗感觉被理解为痛苦、温度和可以更精确定位的压力整体感知的情感色彩[14]。在这方面，特定的冷和热的受体，以及不同的有髓和无髓疼痛感受器被激活并经常以耦合的方式响应[69]。有髓的 A 类纤维机械疼痛感受器反应刺痛刺激。此外，A 类多觉型疼痛感受器反应热和化学刺激[69]。无髓的 C 类多觉型疼痛感受器（"C 类纤维"）对机械的刺痛刺激以及强烈的热刺激同样起反应。根据刺激的强度，这种耦合可以使热量被感知为"疼痛"，例如，作为一种保护性反应。有髓的疼痛感受器占所有人类皮肤神经的 10% 以上，而无髓的疼痛感受器占这些神经的 50% 以上[69]。如果它们在重复组织损伤后和（或）在已经存在炎症的情况下被刺激，则它们的灵敏性增加，然后它们也对正常的刺激做出反应，并自发地变得活跃（"致敏"）[69]。

表 1.2　概观肌肉神经支配[275]

正中神经	尺神经	桡神经	肌皮神经
·旋前圆肌	·尺侧腕屈肌	·内侧、外侧和肱三头肌长头	喙肱肌
·掌长肌	·指深屈肌（第四和第五）	·桡侧腕短伸肌	
·桡侧腕屈肌	·掌短肌	·肱桡肌	
·指深屈肌（第二和第三）	·小指展肌	·肘肌	
·指浅屈肌	·小指屈肌	·旋后肌	
·拇长屈肌	·小指对掌肌	·指总伸肌	
·旋前方肌	·蚓状肌（第三和第四）	·尺侧腕伸肌	
·拇短展肌	·背侧和掌侧骨间肌	·小指固有伸肌	
·拇对掌肌	·拇收肌	·桡侧腕短伸肌	
·拇短屈肌浅头	·拇短屈肌深头	·拇长展肌	
·蚓状肌（第一和第二）		·示指固有伸肌	

● 本体感觉：本体感觉为生物体在空间中的运动和位置提供了信息[14]。来自这些系统的信息是任意的和反射运动的结果[217]。外周感受器的 4 种主要类型负责有关静态位置以及运动速度和方向的信息[217]。例如，它们也决定了抓住物体所需的力的强度[217]。这 4 种传感器在肌肉肌腱过度区分为以高尔基肌腱器官形态的机械感受器和腱内的 Ruffini 小体。在肌肉本身，它们是肌梭受体的代表，在关节囊可由 Pacini 小体代表。可以假定 Ruffini 小体在皮肤中起着这种作用[217]。只要关节角处于中心位置，这些空间受体的信息就非常精确，0.2° 的差异是可以识别的[217]。

腕关节和手的血液供应

在肘关节区，肱动脉分为桡动脉和尺动脉，从远端向桡腕关节延伸（图 1.45）。在前臂下方 1/3 处，只有未命名的血管分支为其供血[60]。

桡动脉

在 80%~85% 的病例中，桡动脉起自肘部的肱动脉；在余下的 15%~20% 的病例中，它从肱动脉向高处或从腋动脉发出分支[85]。在边缘地带，桡动脉直接横向延伸到旁边的桡侧腕屈肌，在脉冲可轻易触及的腕关节水平上终止[60]。在三角骨和第一掌骨基底的后面，它融合到掌浅弓和掌深弓，与尺动脉结合[85]。然而在到达掌深弓之前，桡动脉通过将前臂的屈肌侧留在解剖鼻烟窝平面上，并且在经过第一和第二掌骨之间的短距离空间后，它返回到掌侧并在掌深弓终止[85]。

尺动脉

尺动脉也起自肘部的肱动脉[60]。它走行在低于浅表前臂屈肌远端方向并穿过旋前圆肌区的正中神经[60]。由尺侧腕屈肌覆盖，它继续向腕关节走行。在这块肌肉的腱部旁边，尺神经直接运行到内侧。在腕关节区，它可以很容易地在豌豆骨前面触诊。在前臂的骨间总动脉，其背侧分支提供部分动脉供给到手背，并从其发出分支[85]。尺动脉在尺动脉内分为掌浅弓和掌深弓。这两个掌弓与手掌中桡动脉的掌浅弓和掌深弓连接[60]。

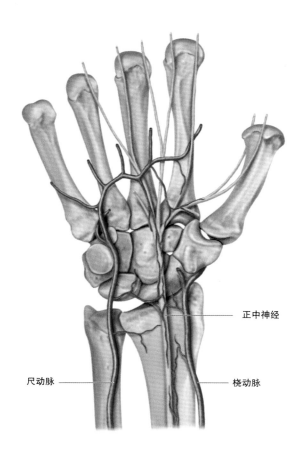

正中神经

尺动脉

桡动脉

图 1.45 桡动脉和尺动脉。

掌浅弓和掌深弓

掌浅弓主要由尺动脉末端供血。经尺管后，尺动脉与掌浅弓相连，其与手掌屈肌腱及正中神经的分支有关[85]。在仅 42% 的病例中掌浅弓是闭合的，其余 58% 中掌浅弓是张开的，共同的指动脉向外辐射[85]。在 97% 的病例中，掌深弓主要由桡动脉供血。在 95% 的病例中，它与尺动脉吻合[85]。拇指主要动脉、示指桡侧动脉与掌心动脉起自掌深弓。掌深弓位于掌侧骨间肌，并位于掌室中央深处的拇内收肌的两头之间[85]。

> **注解**
>
> 前臂和手动脉成像的适应证是循环障碍、炎性血管疾病、创伤性血管病变和手部血管软组织肿瘤[85]。

手部的淋巴管

手部的淋巴管分为浅层和深层（图 1.46）。浅淋巴管位于手掌的皮下组织中，接受来自手指和手掌的淋巴，并且从手指和腕关节接收一定程度的淋巴。桡、尺和下行淋巴管引流到手背的收集通道。手中部的上行血管保持在掌侧，它们与前臂内侧血管束相连[229]。深部中心收集渠道在掌腱膜通过一个共同躯干将淋巴传导到背侧收集[229]。

> **注解**
>
> 手部掌侧部分的变形会导致手背部红斑和手背肿胀。

深部淋巴系统的收集渠道从近端指骨区收集淋巴液并遵循指掌侧总动脉和掌背动脉[229]。在两个掌动脉弓的水平上，形成掌深淋巴弓和

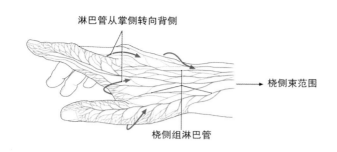

淋巴管从掌侧转向背侧

桡侧束范围

桡侧组淋巴管

图 1.46　手部的淋巴管。（来源：THIEME Atlas of Anatomy, General Anatomy and Musculoskeletal System. 2nd ed. © Thieme 2014, illustration by Karl Wesker.）

掌浅淋巴弓，然后通过吻合连接[243]。淋巴沿尺动脉浅弓和平行于桡动脉的深弓流出[229]。对于淋巴引流，腋窝淋巴结对应浅表血管，肘淋巴结对应深部血管[229]。

1.4　拇指

1.4.1　运动和关节活动性

与非人灵长类相比，灵长类只能内收拇指而不能外展，拇指代表进化质的飞跃。它是第一个且是最强大的手指，由于其各种可能的运动，具有特殊的地位。拇对掌的位置可使拳头有力地闭合，从而实现抓握的功能[256]。夹持过程中产生的力大致相当于拳头最大程度闭合时产生的力的 1/4[67]。总之，拇指有助于优化手部粗糙运动和精细运动的抓握功能。

这种复杂性是由拇指腕掌（CMC）关节提供并由九块独立的肌肉运行一系列功能实现的。这些功能明显地将拇指与其他手指分开。大脑负责拇指运动和灵敏度的区域也比手腕和其他手指的区域更为明显[192]。拇指的功能节点包括拇指腕掌关节，其属于腕关节；拇指掌指关节（MCP）和指间关节（IP），其属于手指部分。

Kapandji（1982）[107] 将拇指和其他手指功能划分为三个功能单元。

1. 对掌运动是拇指最重要的功能单元。

2. 拇指与示指、中指的协调运动单元。

3. 无名指和小指是拳头的加强单元，并且在对掌运动中可与拇指相互闭合。

拇指腕掌关节的运动

拇指腕掌关节的两个自由度，据 Kaufmann（2005）[115] 描述如下。

● 第一自由度由穿过第一掌骨基部的轴线上的外展和内收组成，第一掌骨延伸至尺骨轨迹，与伸出的手平面形成一个 45° 角。自 2001 年以来，国际手外科学会联合会（IFSSH）已经将拇指外展的概念分解为手掌外展和桡侧外展[229]。

● 第二自由度包括弯曲和伸展。这个运动轴通过桡掌侧到尺背侧的路线穿过大多角骨。如果将此轴投影到外展和内收轴上，则两者形成 90° 的夹角。

● 当关节面不接触时，旋转程度可能非常有限（在旋前和旋后的意义上）[229]，并自动耦合到所有其他运动[115]。

● 拇指最典型的运动包括对掌和复位。在对掌运动中，大拇指与第一掌骨均与其他手指相对。反向运动则为复位。对于这些运动序列，协调了外展和内收两个自由度，以及屈曲和伸展（与旋转有关）。

● 环形运动包括内收和对掌，以及外展和复位的联合。在环形运动中，第一掌骨和拇指的整个运动轨迹为锥形，拇指腕掌关节为锥尖。整个拇指和它的三个关节都参与了环形运动[229]。环形运动的终点是复位和屈曲内收。拇指首先向桡侧外展，经掌外展并结束于对掌运动。

Cooney 和 Lucca（1981）[34] 描述了这些运动的运动范围。

1. 42° 的外展和内收（约 35° 外展和约 25° 内收）。

2. 53° 的屈曲和伸展（约 25° 屈曲和约 45° 伸展）。

3. CMC 关节 10° 旋转[93]。

附加说明

CMC 关节是一个鞍状关节，承担球窝关节的功能，从而产生促发关节炎的压力[124,126]。第一掌骨的环行运动产生这些特别压力[229]。转动运动部件参与拇指对掌运动，导致关节面之间缺乏一致性。这大大减少了应力传递的接触面，并在鞍座的上升坡产生峰值应力[229]。

拇指掌指关节和指间关节的运动范围

作为一个卵圆形的关节[209]，MCP 关节包含两个自由度，即屈伸和外展内收运动（图 1.47a）。而 IP 关节是一个纯粹的铰链关节，它可以伸展、弯曲和对掌（图 1.47b，c）。

1.4.2 拇指腕掌关节的结构和功能

大量的学术研究已经阐释了 CMC 关节的结构和功能[114]。例如，在过去，它被描述为一个双铰链关节和一个球窝关节[48]。它最常被描述为一个鞍状关节（图 1.48）。

大多角骨呈鞍状[57]。从手背到手掌，其关节面为凸状，从桡侧到尺侧为凹面[229]，它也有一个面向掌侧面的球面[281]，在许多方面具有寰枢关节的功能[183,257]。从手的解剖角度来看，第一掌骨的大多角骨关节突关节面有一个 35° 的掌倾斜、15° 的桡侧倾斜和 15° 的旋后[281]。当第一个 CMC 关节处于正中位置时，第一掌骨与大多角骨轴相吻合。大多角骨与第二掌骨形成 30° 的夹角，与第一掌骨相对弯曲的基部连接[229]。这两个关节面在一半的人群中是一致的[223]。在另一半人群中，大多角骨的关节面是狭窄、稍弯曲的，第一掌骨关节面则更宽，曲度更大（图 1.49）[176,223,281]。这些关节面在女性中比较平坦，但总体上不如男性关节面的一致性高[5]，这也可解释该部位女性关节炎发病率较高的原因。

在对掌运动中，CMC 关节的两关节面之

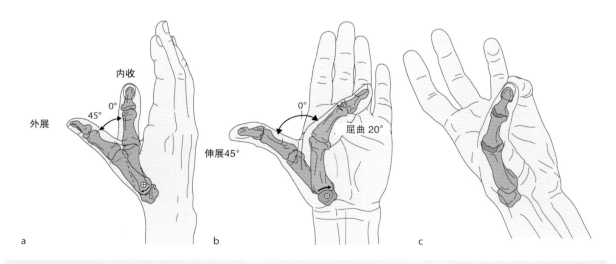

图 1.47 拇指掌指关节和指间关节运动。（来源：Hochschild J.Functional Anatomy for Physical Therapists. Stuttgart: Thieme; 2016.）（a）拇指外展和内收。（b）拇指的伸展和屈曲。（c）拇指对掌运动。

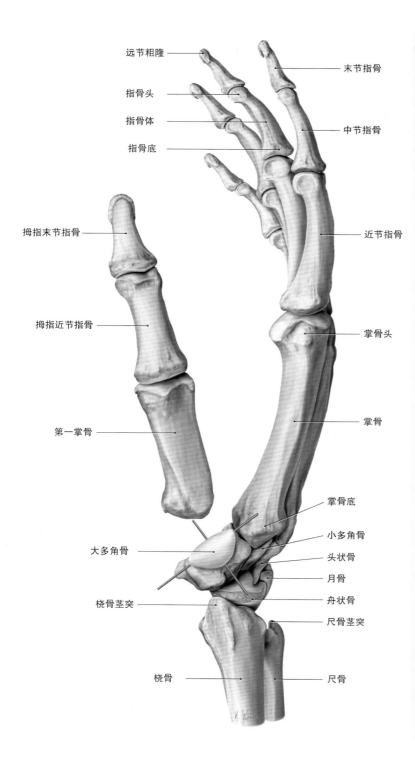

远节粗隆

指骨头

指骨体

指骨底

拇指末节指骨

拇指近节指骨

第一掌骨

大多角骨

桡骨茎突

桡骨

末节指骨

中节指骨

近节指骨

掌骨头

掌骨

掌骨底

小多角骨

头状骨

月骨

舟状骨

尺骨茎突

尺骨

图 1.48　拇指腕掌关节概况。（来源：THIEME Atlas of Anatomy, General Anatomy and Musculoskeletal System. 2nd ed. © Thieme 2014, illustration by Karl Wesker.）

间的接触面积最大，可达53%；内收和桡偏时，接触面积最小，分别为28%和25%。这证实了Kauer的假设（1987）[114]，即在最大一致性发生的情况下，不存在关节的位置。CMC关节的关节囊宽而松弛，以适应其大的运动幅度。几个稳定的韧带是必要的，以保证关节在其运动范围内安全活动[229]。这说明了尽管其稳定性很低，但关节有高度活动性[160]。

拇指腕掌关节韧带

共有16条韧带参与稳定拇指CMC关节（图1.50）[160]。其中一条或多条在任何既定位置都处于紧张状态[96]。除了大多角骨和第一掌骨间的韧带直接连接外，其他所有止点在大多角骨且没有接触到第一掌骨的韧带都参与稳定拇指MCP关节，因为它们几乎都参与拇指CMC关节的运动[160]。因此，必须区分直接韧带稳定和间接韧带稳定。

间接韧带稳定

间接稳定由位于腕关节区的11条韧带维持，它们只对大多角骨产生稳定作用。因此，腕关节不稳定可以改变拇指CMC关节的关节运动。此外，拇指CMC关节的旋转运动也可能是由于大多角骨表面适应旋转运动的结果[194]。由于韧带结构的拉紧，这种运动仅在大多角骨与舟状骨的接触面，以及大多角骨接触面之间发生几度的变化[160]。舟大多角骨关节可使大多角骨向腕舟骨结节方向轻微滑动，并增加轻微的屈曲运动[183]。Matthijs等（2003）描述[160]，以下韧带在这方面很重要。

1. 6条韧带，即背侧和掌侧大、小多角韧带，大多角骨第二掌骨背侧和掌侧韧带，以及朝向腕桡侧柱和拇指柱的掌骨间韧带及掌骨间背侧韧带。

2. 朝向腕中柱和拇指柱的大多角头状韧带和第三大多角掌骨韧带。

3. 朝向腕尺柱和拇指柱的腕横韧带。

直接韧带稳定

这是大多角骨和第一掌骨之间的直接韧带连接。有5条韧带主要负责稳定拇指CMC关节。

前斜腕掌侧韧带

前斜腕掌侧韧带长约11mm，宽约7mm，该韧带起自大多角骨桡侧结节边缘，延伸到第一掌骨基底桡侧面上的掌侧小隆起[229]。这种关节内韧带自桡侧近端斜向尺侧远端，在桡偏、对掌和旋后时产生张力[160]。它对拇指腕掌关节的稳定作用相当于掌板对于手指关节的稳定作用[45]。它可以防止拇指过伸和第一掌骨基底关节向掌侧脱位[160]。

后斜腕掌侧韧带

后斜腕掌侧韧带起自拇指尺背侧隆起上的大多角骨[229]。该韧带长约15mm，宽约6mm[248]，从掌侧近端到尺侧远端以螺旋形的路径最终止于第一掌骨的单侧茎突[160]。功能上，它可以防止过度外展[229]，并可防止第一掌骨基底部掌侧脱位（与前斜掌侧韧带协同），以及防止第一掌骨 – 第二掌骨基底部尺侧脱位[160]。

腕掌背桡侧韧带

腕掌背桡侧韧带长约12mm，宽约7mm[229]。在所有起自大多角骨的韧带中，此韧带是最厚、最宽的[160]。它起自大多角骨桡背侧隆起，止于第一掌骨基底对侧缘[160]，在拇指每一个极限位置产生张力[229]。由于中间1/3的韧带纤维为纵向纤维，由延伸至桡侧远端的桡骨部分和延伸至尺侧远端的尺骨部分组成，因而可以防止关节所有位置的背侧脱位，特别是在尺偏时。因为该韧带在旋后和旋内时，处于张力状态[160]。

大多角掌骨韧带

此韧带起自大多角骨结节的屈肌支持带周

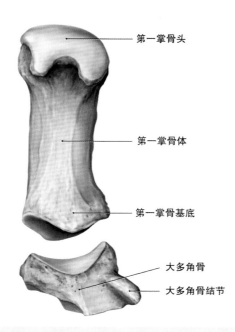

图 1.49　拇指 CMC 关节面。（来源：THIEME Atlas of Anatomy, General Anatomy and Musculoskeletal System. 2nd ed. © Thieme 2014, illustration by Karl Wesker.）

边的桡侧纤维[136,137]，也被称为"掌侧韧带"[146]或"喙韧带"[20,110]。该韧带长约 11mm，宽 6~7mm，其结构延伸至第一掌骨基底掌侧[229]。这也证实了桡侧腕屈肌腱鞘紧邻其止点[229]。它在过度桡偏或对掌运动时产生张力，是确保拇指腕掌关节稳定性的关键结构[229]。

注解

止于第一掌骨基底的掌侧韧带撕脱导致 Bennett 骨折脱位的临床表现见图 1.51b。

第一掌骨基底的 T 形或 Y 形骨折被称为 Rolando 骨折（图 1.51C）。这两种骨折都是关节内骨折。Winterstein 骨折（图 1.51a）是一个不累及关节面的关节外近端斜形或水平骨干骨折。

这些骨折导致拇指脱位和不稳定。

拇长展肌牵拉第一掌骨近端[229]，而拇指的短肌则内收远端位置。在这种情况下，必须手术。

拇指掌背韧带

此韧带分为两股，长约 9mm。它起自第二掌骨基底桡侧（靠近桡侧腕长伸肌的止点），

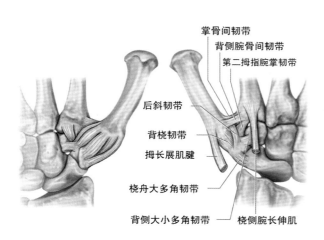

图 1.50　拇指 CMC 关节韧带。左：背视图；右：掌视图。

止于拇指腕掌关节囊掌侧壁[229]。在桡侧外展、内收和对掌时处于紧张状态[184]。

肌束在大鱼际肌中的参与可使屈肌支持带在手腕伸展过程中[229]减少拇指的运动幅度，因此具有稳定的作用。

拇长展肌腱近止点处的纤维也有助于CMC关节保持稳定[229]。关节囊处至少有5条肌腱与之交织，前斜掌侧韧带起自该韧带的止点[194,263]。肌肉组织将各关节面挤压到一起，这是一个重要的稳定因素[229]。

总结

在运动中收紧的韧带

外展 ● 拇指掌背韧带

　　● 大多角掌骨韧带

内收 ● 腕掌背桡侧韧带

　　● 前斜腕掌韧带

　　● 大多角掌骨韧带

对掌 ● 拇指背侧掌骨间韧带

　　● 后斜腕掌韧带

　　● 腕掌背桡侧韧带

拇指腕掌关节的肌肉

拇指CMC关节有9块功能肌肉。但是，单块肌肉的名称不提供有关具体动作行为的确切信息。每个动作序列由至少两个肌群执行[160]。这些肌肉可分为外在肌和内在肌（表1.3）。

拇指腕掌关节的外在肌

外在肌位于手的前臂区域。单块肌肉都穿过腕关节腱鞘并止于拇指（图1.52和图1.53）。

拇长展肌

此肌起自桡骨、尺骨的背面和前臂骨间膜。它穿过第一腱室，止于拇指CMC关节囊的第一掌骨基底，并至少有5条肌腱。在功能上，负责稳定拇指CMC关节和外展拇指。它也参与腕关节屈曲和桡偏。

表1.3　手的外在和内在肌肉

外在肌	内在肌	
	鱼际（外侧）	鱼际（内侧）
拇长展肌	拇短屈肌	拇收肌
拇短伸肌	拇对掌肌	第一背侧骨
拇长伸肌	拇短展肌	间肌
拇长屈肌		

拇短伸肌

拇短伸肌起自前臂骨间膜和桡背侧面的拇长展肌的远端。它还穿过第一肌腱室，止于拇指近端指骨的背侧基底部。与拇长展肌一起，伸展和外展拇指。

拇长伸肌

该肌出现于拇短伸肌和前臂骨间膜下尺骨背面的远端。它通过第三个肌腱室到达手背，并止于拇指远端指骨的背侧基底部。功能上，它作为主要的伸肌，为拇指内收提供了一些支撑。它也参与桡偏和腕部的伸展。

拇长屈肌

拇长屈肌的肌肉起自桡骨前表面（至桡骨粗隆远端）和前臂骨间膜。在某些情况下，它也来自肱骨内上髁。它穿过腕管达到自己的腱鞘，夹在两个拇短屈肌头之间，然后止于拇指末节掌侧基底。在功能方面，它是拇指关节的屈肌，在某种程度上涉及内收。在手腕部，它在一定程度上支持桡偏。

拇指腕掌关节内在肌

内在的肌肉都位于手内，起自手腕或腕骨（图1.54）。

拇短屈肌

此肌有两个头。浅头，起自屈肌支持带；深头，起自大多角骨、小多角骨和头状骨。它止于拇指MCP关节掌侧桡籽骨基底。在功能上，它作为屈肌、内收肌（深头）和外展肌（浅头），可能也参与拇指对掌。

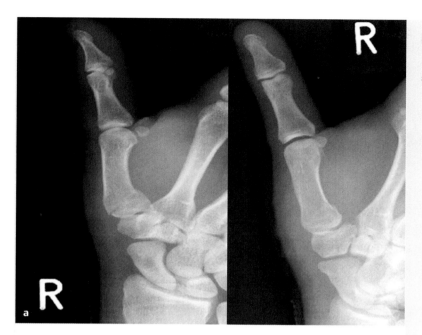

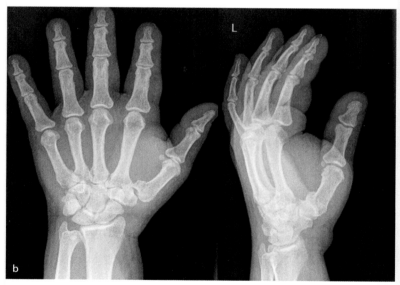

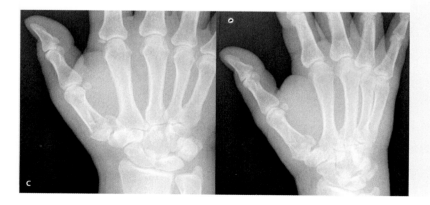

图1.51 拇指基底不同类型骨折的 X 线片。(a)Winterstein 骨折。(b)Bennett 骨折。(c)Rolando 骨折。

拇短展肌

拇短展肌起自舟骨结节和屈肌支持带，止点为拇指近节指骨底。它主要负责拇指外展。

拇对掌肌

此肌起自大多角骨结节和屈肌支持带。止点为第一掌骨的桡侧缘。它参与拇对掌，以及拇指内收和外展。

拇收肌

拇内收肌有两个头。横头起自第三掌骨的整个长度，斜头起自头状骨掌侧面。它们止于尺侧籽骨下方的拇指近节指骨基底。拇短展肌负责拇指内收与对掌。

第一骨间背侧肌

此肌起自第一掌骨内侧表面的两个头和第二掌骨桡侧面。它止于示指桡侧的近端指骨。除了其主要功能外，还包括示指外展，它负责示指 MCP 关节的屈曲和示指 PIP 关节的伸展，以及拇指外展。

结论

拇指的腕掌关节主要由拇长展肌影响。由于拇短伸肌止于近节指骨的基底，拇长伸肌止于远节指骨基底，由 CMC 关节、MCP 关节和 IP 关节上的这两块肌肉进行关节运动。拇短伸肌也能防止在拇指 MCP 关节屈曲，使拇长屈肌屈曲 IP 关节[183]。而且，拇长展肌的五个腱止点之一可直接止于拇短展肌，因此可影响这种肌肉的运动以产生协同性外展作用[96]。由于肌腱与关节囊的粘连，拇长展肌稳定了拇指 CMC 关节，同时协调了拇短展肌的运动。相反，手掌肌肉的行为就像"动态韧带"一样，通过让自己的稳定和运动的可能性来促成拇指的运动。

▶ 表 1.4 总结了拇指肌肉及其各自功能。

手腕和拇指肌肉之间也有协同作用。腕关节在拇指外展时，由桡侧腕伸肌和尺侧腕屈肌稳定，与此同时抑制桡偏[67]。

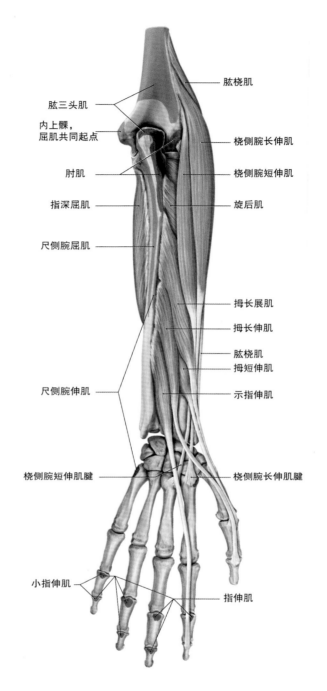

图 1.52　拇指背侧外在肌。（来源：THIEME Atlas of Anatomy, General Anatomy and Musculoskeletal System. 2nd ed. © Thieme 2014, illustration by Karl Wesker.）

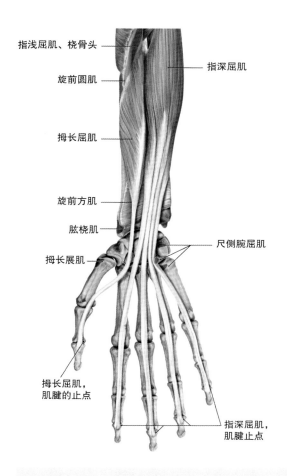

指浅屈肌、桡骨头

指深屈肌

旋前圆肌

拇长屈肌

旋前方肌

肱桡肌

尺侧腕屈肌

拇长展肌

拇长屈肌，
肌腱的止点

指深屈肌，
肌腱止点

图 1.53　拇指掌侧外在肌。（来源：THIEME Atlas of Anatomy, General Anatomy and Musculoskeletal System. 2nd ed. © Thieme 2014, illustration by Karl Wesker.）

表 1.4　拇指肌肉功能概述

功能	拇指肌
拇指外展	拇短伸肌与拇长展肌和拇对掌肌合作
拇指内收	拇收肌，拇短屈肌，拇长屈肌，拇对掌肌，拇长展肌，并在有限的范围内，第一背侧骨间肌
拇指伸展	拇短伸肌，拇长伸肌和拇长展肌
拇指屈曲	拇收肌，拇短屈肌和拇长屈肌，拇对掌肌，拇长展肌和第一背侧骨间肌
拇指对掌	拇长展肌，拇长伸肌，拇收肌，拇短屈肌和拇长屈肌，拇对掌肌和拇长展肌
拇指复位	拇短伸肌和拇长伸肌，拇长展肌，第一背侧骨间肌和拇收肌
拇指旋转	拇指所有功能肌肉

拇指 CMC 关节的肌腱膜结构在腕掌关节骨性关节炎中起重要作用。这两个相对的鞍形曲面的关节结构基本上允许屈伸 – 伸展平面和外展 – 内收平面的运动。在拇对掌时产生旋转运动，所以增加了第三个运动平面。相对表面不一致性位置导致肌腱膜结构收紧，大大破坏了拇指 CMC 关节。因此，习惯性的不稳定是退行性关节病的发病机制是不足为奇的[46]。虽然在大约 10% 的人群中发生腕掌关节骨性关节炎，但其影响女性的频率比男性高 10 倍，50 岁以上的所有女性中超过 30% 受此影响[28]。

最常见的表现是拇指 CMC 关节的特发性关节炎，这是由关节周围韧带松弛或桡骨鞍曲率减少引起。结果，第一掌骨的基底反复承担桡背侧脱位甚至在生理负荷下，久而久之，使关节软骨负担过重[80,253]。此外，韧带松弛导致肌肉活动的增加（拇长屈肌和拇长展肌），以稳定仅靠韧带微弱支持的关节。反复精细运动增加了关节表面的压力[44]。其结果是，拇指 CMC 关节出现韧带松弛的恶性循环，习惯性脱位，增加肌肉导向性，以而使已经不堪重负的关节面增加压力。这最终导致骨关节炎的退化过程。

Eaton 和 Littler（1985）[47]将拇指 MCP 关节的骨性关节炎分为以下四个阶段。

● 第一阶段：本阶段的特点是关节软骨退变。关节轮廓的影像表现是正常的，轻微关节间隙加宽是由关节积液及韧带松弛引起的。这一阶段被认为是周围关节炎症阶段。

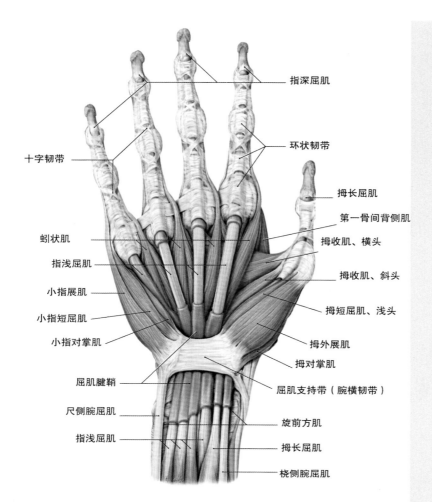

十字韧带

蚓状肌

指浅屈肌

小指展肌

小指短屈肌

小指对掌肌

屈肌腱鞘

尺侧腕屈肌

指浅屈肌

指深屈肌

环状韧带

拇长屈肌

第一骨间背侧肌

拇收肌、横头

拇收肌、斜头

拇短屈肌、浅头

拇外展肌

拇对掌肌

屈肌支持带（腕横韧带）

旋前方肌

拇长屈肌

桡侧腕屈肌

图1.54 拇指内在肌。（来源：THIEME Atlas of Anatomy, General Anatomy and Musculoskeletal System. 2nd ed. © Thieme 2014, illustration by Karl Wesker.）

● 第二阶段：关节间隙变窄，关节间隙无明显破坏。在许多病例中，检测到骨赘或关节体，但是它们小于 2mm。韧带不稳定及关节半脱位常常发生。

● 第三阶段：拇指 CMC 关节严重破坏越来越明显。关节囊明显变窄。在软骨下骨中可见有囊性和硬化，骨赘大于 2mm。拇指 CMC 关节显示不同程度的关节半脱位。大多角骨周围是否受累无法确定。

● 第四阶段：拇指 CMC 关节被广泛破坏，关节面几乎无法分辨。关节半脱位很明显。此阶段局限性大多角骨关节炎发展成为广泛性大多角骨关节炎。

1.4.3　拇指掌指关节和指间关节的结构和功能

　　拇指掌指（MCP）关节和指间（IP）关节参与拇指的所有动作。拇指的对掌运动只有通过伸展和屈曲的结合，以及 IP 关节配合 MCP 关节外展和内收才可能发生。没有拇指掌指关节和指间关节，对掌运动是不可能发生[160]。与相反手指相比，拇指只有两个环状韧带以及它们间的 Y 形韧带。拇指没有交叉韧带。

拇指掌指关节

　　此卵圆形关节的远端由第一掌骨形成，从背侧到掌侧的曲度比从桡侧到尺侧的显著（图1.55）。在掌侧，这个关节有两髁[108]，其两端形状为两端截断的主轴[229]，内侧部分比外侧部分进一步突出[160]。这使得内侧面在屈曲期间进一步向掌侧移动，导致在外展运动中进一步行内旋运动[160]。在拇指 MCP 关节远端关节面背侧有一个小软骨，而在第一掌骨掌侧面的软骨延伸到掌结节籽骨[12]。

两块籽骨持续在拇指上，但只是零星出现在手指上。它们是嵌入关节韧带远端，在屈伸运动时，随着近节指骨移动[12]。在这样的运动中，它们时刻与第一掌骨掌侧结节头连接[12]。作为被动的稳定因素，像刹车片一样，在掌骨头及掌板减速的延伸中，它们迫使侧副韧带进入下滑通道[229]。

掌板为横向矩形结构，明显短于手指[229]。这是一个高度专业化的掌侧关节囊增厚[12]。近端第三个（膜部）嵌入两籽骨[160]，比远端第二个、第三个薄。本部分附于第一掌骨头部[229]。远侧部（纤维部）由纤维软骨和牢固的结缔组织构成，牢牢地贴在近节指骨上[12]。

指窝韧带和掌板及 A1 状韧带将两籽骨固定在一起，形成对拇长屈肌腱滑膜鞘[229]。当肌腱穿过掌指关节时，可以稳定肌腱[12]。

拇指近节指骨基底相应的关节面并不广泛，表现为各个方向的凹曲率[229]。两关节面允许屈伸幅度之间的接触面存在 50°~70° 的差异。最大主动内收 10°~20°，且主动外展也有可能是一个较小的程度上[229]。旋转是拇指环形运动中的一部分。

关节囊相当薄[160]，由拇短屈肌（止于和控制的桡侧籽骨）和拇收肌（止于和控制尺侧籽骨）、掌板，以及各种侧韧带连接加强[229]。

1. 指窝韧带：最表浅的是桡侧和尺侧指窝韧带[229]。这些韧带起自近节指骨基底和各自的籽骨，止于关节囊和相邻的掌板[229]。

2. 固有侧副韧带：这些副韧带位于桡侧和尺侧相对靠近表面，为 4~8mm 厚，12~14mm 长[68]。尺侧厚度大于桡侧部分[1]，从而提高了拇指掌指关节的内旋运动[108]。它们起自第一掌骨头桡侧或尺侧，止于掌板内侧

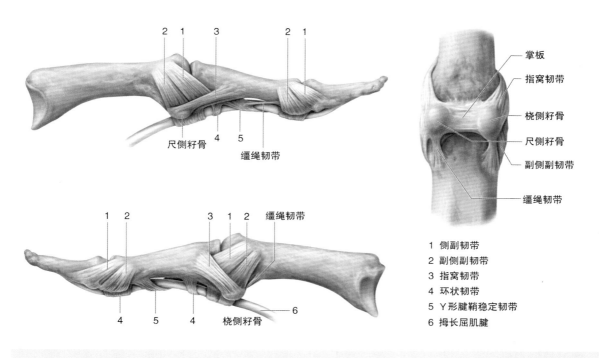

图1.55 拇指掌指关节。

和外侧，以及第三近节指骨近侧和掌侧[160]。

3．副侧副韧带：位于较浅的部位，起自第一掌骨的掌侧，并通过结缔组织与掌板结合[160]。它们成扇形止于两籽骨[229]并辐射到近节指骨[12]，位于固有侧副韧带下方。副侧副韧带与固有侧副韧带相互作用，在伸展时收紧，屈曲时放松。

除了掌指关节的主动运动外，肌肉也会影响拇指关节的稳定性。三组内在肌和三组外在肌负责指导。最重要的是内在肌中的拇内收肌，其支持抓握时的动态阻力，同时加强了尺侧副韧带[96]。在拇指桡侧面时，拇短展肌承担类似的功能，但其作用较弱，是因为其肌肉力量有限[96]。第三种内在肌是拇短屈肌，主要补偿剪切力，从而保持近节指骨向背侧平移[96]。在这样的运动中，它由拇长屈肌支持[96]。虽然这种肌肉不止于近端指骨基底，但它在关节屈曲和稳定中起主要作用[96]。此外，该拇短屈肌的牵引力通过最大化杠杆来增加拇长屈肌的效能[96]。相对小的拇长伸肌、拇短伸肌，是加强背侧关节囊的另一个重要的外在肌[12]。与拇短屈肌相比，在抓握运动中，它们支持拇外展肌通过各种外展运动来加强内收力量[96]。

拇指指间关节

拇指IP关节是简单的枢纽关节，其结构与手指的远端指间关节是相同的。然而，掌板稍厚，籽骨通常嵌入掌侧壁的关节囊（22%~73%)[128]。掌板可以将拇长屈肌肌腱移位到关节间隙的掌侧，这使其可以被过度伸展至25°[229]。近节指骨头有两个髁，它们能构建远节指骨面。尺骨髁比桡骨髁更加突出，从而在屈曲时促进旋前[107]。侧副韧带从近节指骨头到远节指骨基底呈扇形展开并向掌侧结缔组织板延伸。在桡侧方面[214]，Cleland韧带（掌侧筋膜的延续）加强侧副韧带[45]。屈曲过程中的载荷比伸展时要大30%左右[2]。此关节可屈曲近90°，过度伸展至25°。屈曲包括旋前5°~10°的轻微旋转力量[229]。负责的主要肌肉分别是拇长伸肌和拇长屈肌，拇指远节指骨参与拇指所有的抓握功能。

1.5　手掌的结构和功能

手掌的五根短管状骨（掌骨）位于不规则的腕骨旁（图 1.56）。掌骨可以分为三个部分：掌骨底、掌骨体和掌骨头。它们连接着腕骨和掌骨。拇指掌骨通过鞍状关节连接到腕骨。掌骨的最重要的作用是维持手的抓握功能[11]。通过手掌，就可以牢牢地抓住或握住物体[200]。它们为两个血管弓提供了空间，并通过感觉神经和肌腱连接到指关节[200]。掌骨也是手掌肌肉的起点，对于手掌的功能和指关节的稳定来说，这是必不可少的[229]。

1.5.1　第二至第五掌骨的结构和功能

拇指和掌骨均是长度各异的短管状骨（图1.57）。第三至第五掌骨的基底部是矩形的，第二掌骨的基底部是三角形的。它的背部比手掌部分更宽，这使得它与远排腕骨有稳定的关节连接（楔形连接）[230]。这个稳固的结构在背侧形成一个凸形的弓，在掌侧形成一个凹形的弓，称为腕掌弓[65]。这个凹面在掌骨头或掌骨的水平处变平[65]。

第一至第五掌骨有些向后凸起，并具有向

下的强凹形状，这有助于手掌的形成。从背部到手掌以及近侧和远侧，轴的厚度连续减少高达 20%[196, 197]。此外，人们还发现皮质层厚度与握力的强度及手掌的灵活性相关[229]。每个骨的近端，也就是掌骨基底，明显比它的轴宽[229]。第二掌骨是最长的掌骨，长 67~69mm，其次是第三掌骨 62~69mm，第四腕骨 55~62mm，第五掌骨 52~58mm[83]。

掌骨从近端向远端呈扇形扩展，这也增加手掌抓握的宽度。与掌骨基底部一样，掌骨头也比轴大。它们凸起的头部形成了第二到第五掌指关节的近端部分。第二和第三掌骨的头部相对于基底部是旋前的，而第四和第五掌骨的头部相对于基底部是旋后的[229]。因此第二和第三掌骨的纵轴指向舟骨，而第四和第五掌骨的纵轴指向月骨。这种旋转使得示指和中指具有特定的、精准的抓握功能，并且使环指和小指与拇指相对。

第二和第三掌指关节的运动范围最有限，这也是它们被认为是手掌稳定的支柱的原因，然后是稍可移动的第四和第五掌指关节[165]。这意味着第一掌骨的拇指最具灵活性，在其

1. 大多角骨

2. 小多角骨

3. 头状骨

4. 钩骨

5. 舟骨

6. 月骨

7. 三角骨（豌豆骨不容易看到）

* 第1~5掌骨

a. 拇指近节指骨

b. 拇指远节指骨

c. 第2~5指近节指骨

d. 第2~5指中节指骨

e. 第2~5指远节指骨

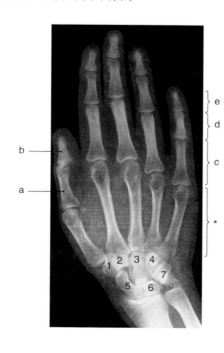

图 1.56　腕骨和掌骨的影像学显示。（来源：Thiemann HH, Nitz I, Schmeling A. Röntgenatlas der normalen Hand im Kindesalter. 3rd ed. Stuttgart: Thieme; 2006.）

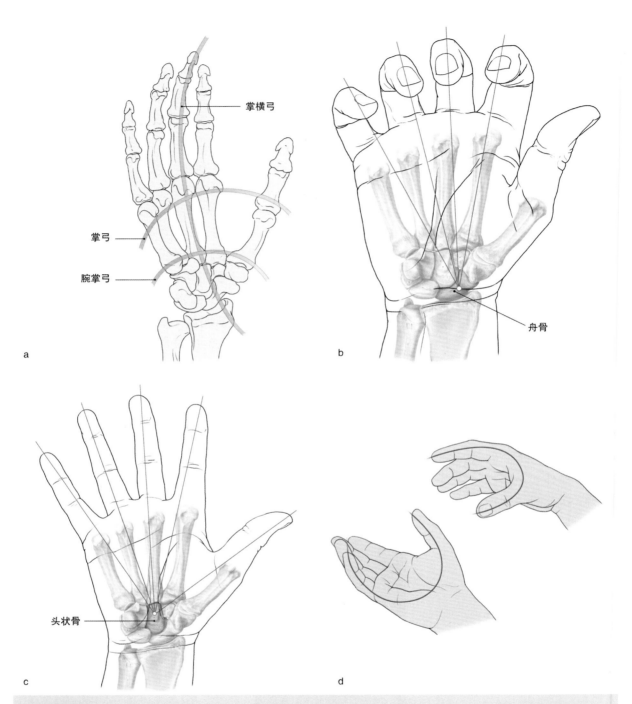

图1.57 第二至第五掌骨的结构和功能。（a）手的纵向与横向弓。（来源：THIEME Atlas of Anatomy, General Anatomy and Musculoskeletal System. 2nd ed. © Thieme 2014, illustration by Karl Wesker.）（b）舟骨轴线。（From THIEME Atlas of Anatomy, General Anatomy and Musculoskeletal System. 2nd ed. © Thieme 2014, illustration by Karl Wesker.）（c）头状骨轴线。（From THIEME Atlas of Anatomy, General Anatomy and Musculoskeletal System. 2nd ed. © Thieme 2014, illustration by Karl Wesker.）（d）手掌弓和反弓。

他手指周围或向着其他手指旋转，作为所有运动的中心。手掌横弓和纵弓协调手指和拇指的活动[65]。近端掌弓由于其骨和韧带固定而保持其形状，远端掌弓决定了手指的运动范围。因此，在弯曲期间，掌骨弓部会减小，因为手指必须共同作用才能在握拳时发挥力量[229]。伸展手指以扩大抓握表面也是如此。这样，拇指和伸展的其余手指会聚在头部中心的共同交点处。此外，Kapandji（1963）[105]描述了活动度较大的第一掌骨和相对移动的第四和第五掌骨之间的斜掌弓。与第四和第五掌骨头的扭矩配合，斜掌弓可以在拇指和小指之间进行对抗，这意味着第四和第五掌骨之间的斜掌弓增加并且对于第二和第三掌骨保持恒定。掌骨关节的活动性是手完成抓握的要求。

1.5.2　掌骨的肌肉

不同的肌肉会伸入掌骨的基部（例如，尺侧腕伸肌），而其他肌肉则起于掌骨上。背侧和掌侧的骨间肌及拇内收肌，其横头均从轴部出现。此外，一些内在的肌腹附着在掌骨上，以便手指能进一步活动（蚓状肌、小指展肌、小指短屈肌和小指对掌肌）。

骨间掌侧肌和骨间背侧肌

羽状骨间肌从第二掌骨（尺侧）和第四掌骨与第五掌骨（桡侧）发出，其肌腱扩张部在环指和小指的背部展开（图 1.58）。此外，第一和第三掌骨骨间肌的辅助纤维止于掌指关节的桡侧囊中，另有 6% 伸入近节指骨基底部的桡侧[54]。第二掌骨骨间肌没有附着在掌骨上，其肌腱在掌指关节的屈曲轴上沿手掌方向延伸穿过横向掌骨韧带[198]。骨间背侧肌的两头起于第一至第五掌骨各自相邻的部位。第一骨间背侧肌（长 62 mm）位于拇指和示指与掌骨之间。其他骨间背侧肌（长 50~63mm）位于掌骨之间。第一骨间背侧肌在示指的桡侧止于近侧指骨的基底部[229]。第一骨间背侧肌也与第二掌指关节的骨膜和副韧带复合体紧密交织并螺旋进入骨间背侧肌与第一蚓状肌的深部[229]。

它的肌腱发出纤维也成为示指的 A1 滑车和掌侧韧带[229]。第二骨间背侧肌止于近节指骨的桡侧基底部和中指的背侧，而第三和第四背侧肌止于近侧指骨基部的中指和无名指的尺侧[198]。

在功能上，骨间掌侧肌连接掌指关节和骨间背侧肌[198]。当掌指关节弯曲或保持屈曲时，它们都有助于掌指关节（MCP）的屈曲，以及近端指间（PIP）关节和远端指间（DIP）关节的伸展。

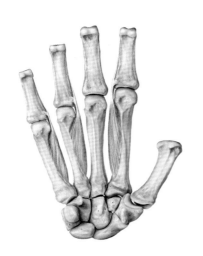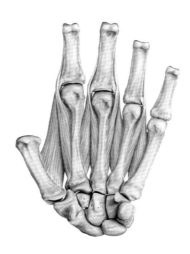

图 1.58　手掌和背侧骨间肌。（来源：THIEME Atlas of Anatomy, General Anatomy and Musculoskeletal System. 2nd ed. © Thieme 2014, illustration by Karl Wesker.）

蚓状肌

四条蚓状肌嵌在手掌腱膜、屈肌腱和手掌间疏松的结缔组织（图 1.59）。通常来自指屈肌腱放射状的第一和第二隆起。第一条蚓状肌长约 65mm[97]，起于示指屈肌腱。第二条蚓状肌长约 61mm[97]，起于中指屈肌腱[221]。这两条蚓状肌延伸到相应的手背部[229]。

在大多数情况下，第三和第四个隆起会产生两个头，分别来自中指、环指和小指的指深屈肌腱的相应的尺骨部分[221]。大约在 50% 的人群中，第三个隆起止于无名指的背部，40% 伸入中指的尺骨部分[229]。第四个隆起通常止于小指的背部的桡侧。此外，这两条肌肉通常在无名指和小指的 A1 环状韧带处也有附着[229]。此外，在小指的掌指关节囊中和在屈肌腱鞘中可看到第四个隆起的止点[154]。

通过大量的神经肌肉和肌腱感受器的存在，证实蚓状肌的主要功能是调节肌肉和伸展肌之间的张力[203]。作为斜肌的近端系统，这些小肌肉有效地减少了手指的弯曲力，并且可加强手指的伸展[229]。此外，蚓状肌被斜向 Landsmeer 支持带被动支撑，用于远端指骨（远端斜行系统）的延伸[204]。除了在第二到第五掌指关节有一个轻微的关节功能外，它们还配合关节间隙稳定这些关节，防止手指尺偏。

小指展肌

小指展肌起于豌豆骨、豆钩韧带和屈肌支持带。它止于第五掌骨近节指骨基部的尺骨边缘，同时其肌腱扩张到手指背部[198]。从功能上来说，仅仅使小指外展[198]。

指短屈肌

该肌起于屈肌支持带和钩骨，止于无名指的近节指骨基底部的手掌表面上，并且支撑小指掌指关节的屈曲[198]。

小指对掌肌

小指对掌肌起于钩骨钩和屈肌支持带，止于第五掌骨的尺侧缘，它与拇指的相对协同作用。

小指展肌，指短屈肌和小指对掌肌起于小

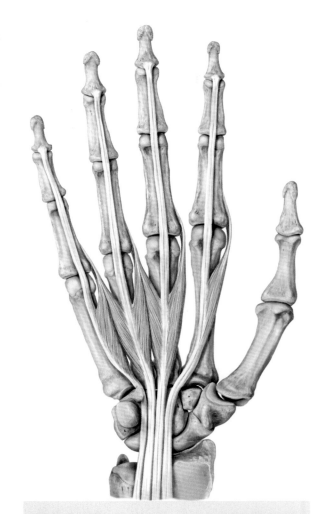

图1.59 蚓状肌。（来源：THIEME Atlas of Anatomy, General Anatomy and Musculoskeletal System. 2nd ed. © Thieme 2014, illustration by Karl Wesker.）

鱼际肌尺侧，支撑手掌弓（图 1.60）。

1.5.3　掌腱膜（掌骨区）

掌筋膜在前臂屈肌侧和腕掌韧带形成前臂筋膜的延续部分[60]。它延伸到手掌的间隙，并扩展至第一到第五掌骨间隙[60]。掌腱膜也扩大了掌中间隙（图 1.61）。

> **注解**
>
> 由于在化学成分和功能负荷量方面存在明显的差异，所以解剖术语"掌腱膜"或"掌筋膜"不能与身体其他部位的腱膜或筋膜相比。

在功能方面，掌腱膜可以保护手指屈肌腱、血管和感觉神经纤维。此外，它还可以抵抗使手掌变平的力，有助于维持手掌的弧度，使手掌抓住物体[199]。

掌腱膜包括纵向纤维的表层和深层，纤维横向走行，呈现为近似三角形的纤维板，其尖端指向手腕[163]。其近端宽度约为 21mm[100]，纤维板与屈肌支持带牢固地融合，并随着它通过掌长肌肌腱稳定滑动而延伸到手掌中变得更宽[129]。即使掌长肌缺如，这些肌腱纤维仍然存在于掌腱膜。拇指的桡侧缘长约 50mm，小指底部的尺侧缘长约 38mm。在手指附近，手掌筋膜扩展至约 55mm[100]。掌腱膜（掌板）的腱性部分位于掌骨头部的远端和上方[163]。

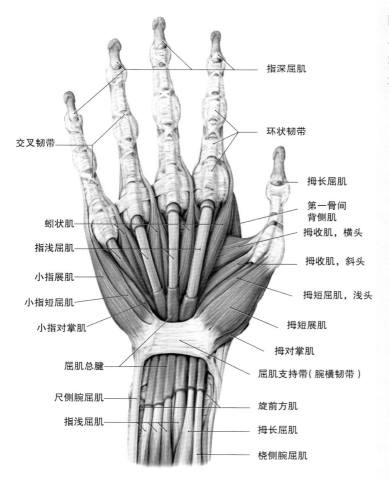

图 1.60　小鱼际肌。（来源：THIEME Atlas of Anatomy, General Anatomy and Musculoskeletal System. 2nd ed. © Thieme 2014, illustration by Karl Wesker.）

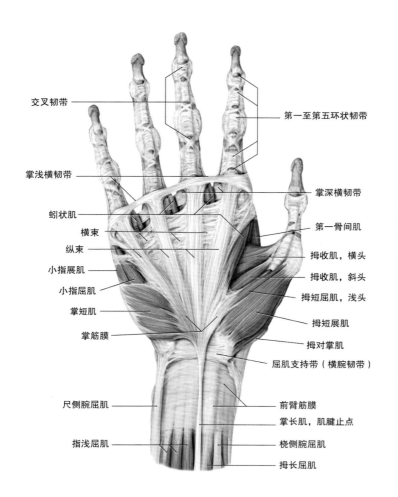

交叉韧带

第一至第五环状韧带

掌浅横韧带

掌深横韧带

蚓状肌

第一骨间肌

横束

拇收肌，横头

纵束

拇收肌，斜头

小指展肌

拇短屈肌，浅头

小指屈肌

拇短展肌

掌短肌

拇对掌肌

掌筋膜

屈肌支持带（横腕韧带）

尺侧腕屈肌

前臂筋膜

掌长肌，肌腱止点

指浅屈肌

桡侧腕屈肌

拇长屈肌

图 1.61 掌腱膜。（来源：THIEME Atlas of Anatomy, General Anatomy and Musculoskeletal System. 2nd ed. © Thieme 2014, illustration by Karl Wesker.）

纵向纤维

掌腱膜的纵向纤维直接来自屈肌支持带或掌长肌的肌腱延续部分。这些纤维中的一部分从手腕下方的腱膜脱落，并向着皮肤斜行延伸至远端的手掌沟槽[229, 246]。它们紧贴皮肤绷紧至掌筋膜。 纵向纤维的其他部分与在近节指骨近端的掌腱膜连接，或在掌指关节中以腱前束韧带的形式变得更加突出。在手掌的远端，腱鞘之间的间隔连续延伸到深层组织并连接深部的掌筋膜，形成七条含有神经纤维束和屈肌腱鞘的通道[246]。

在手掌远端，纵向纤维之间存在间隙，其中填充有松散的脂肪组织，并有通向皮肤的血管。在手指的侧面，也有纵向纤维系统[246]。该纤维系统从指间褶皱的横向纤维延伸到远端指间关节的关节囊，Grayson 韧带连接到手掌皮肤，而 Cleland 韧带是从骨头和关节囊连接到外侧皮肤[282]。

横向纤维

横向纤维位于手掌远端的表面，它有助于形成交叉韧带。单个纤维束围绕手指的基部，在一些情况下还可以包围两个手指的基部并且以互通的方式连接。在这个区域，横向纤维也与纵向纤维合并。在手掌的中央，还有一个横向纤维系统，它连接着手掌的筋膜和小鱼际的筋膜[31]。

实用技巧

Dupuytren挛缩是手掌的常见病变（图 1.62）。它包括手掌和手指的良性结节和（或）纤维束。成纤维细胞发挥着重要作用，它由人体自身的激素诱导分化而成，也能产生可收缩的结缔组织。Dupuytren 挛缩的表现可影响足底（Ledderhose 病），以及背侧近端指间关节（PIP）（指关节垫）。虽然它的病因尚未确定，但遗传是一个因素。如果患者主诉手部运动范围受损，则应进行手术矫正。除了经皮针状筋膜切开术之外，还可以根据临床症状进行部分或全部的掌筋膜切除术。还有一种趋势是用放射疗法或胶原酶注射来治疗 Dupuytren 挛缩。

除了掌长肌之外，掌短肌也影响掌腱膜。掌短肌产生于手筋膜的尺侧缘，并沿着远端在豌豆骨水平方向延伸约 40mm。当手抓住一个物体时，肌肉就会收缩。另外尺管（"Guyon 管"）表面的脂肪垫，有助于保护尺侧的神经免受过度压迫。掌短肌由腕尺侧伸肌肌腱维持[229]。

1.6　指关节的结构和功能

依靠精细动作和手指运动，手掌可以帮助人类完成基本的功能，如感觉、抓取物体以及交流，比如手的符号语言和书写文字。因此，我们理所当然地认为手指关节的功能在我们处理日常工作中扮演着重要的角色。手指是指人手的 5 个组成部分：拇指、示指、中指、无名指和小指。拇指（第 1.4 节）有两节指骨，其余手指有三节指骨：近节、中间和远节指骨。通过这三个关节的协同作用，手指能在日常生活中满足各种各样的运动要求。

1.6.1　掌指关节的结构和功能

掌骨位于同一平面，平行运动，形成指关节近端部分。在水平面上，掌骨头位于横弓内[32]。在力学上，它们类似于卵形或椭圆形的关节，因此可以沿着纵轴做外展 – 内收运动，沿着横轴做伸展 – 弯曲以及环绕运动，这是涉及两个轴线的复合运动[256]。掌骨头圆形不对称形状在掌侧比背侧更宽[160]。这导致凹形基底弯曲的接触表面大于延伸的接触表面，这也说明了软骨的厚度的差异，即手掌侧的 1.4mm 与背侧的 0.5mm 之间的差异[252]。

第二掌骨和第三掌骨头稍微偏向指骨（用于精确抓握），并且第四掌骨和第五掌骨稍微前倾（用于抓取物体）[160]。第二掌骨的桡侧向手掌突出，向尺侧则减小，以第四、第五掌骨头最为突出，导致近节指骨基底部尺偏[6]。随着第四和第五掌骨的旋后，尤其是第五掌指关节（即抓握区域）的环行运动被放大，而没有从根本上改变屈曲的纵轴，从而使较大的物体被抓住，对于精确抓握来说正相反，这意味着第二掌骨处于稍内旋的位置，并且在屈曲时，示指稍旋转至旋后位[182]。

近端指骨基底部凹陷的关节面与掌骨头关节面相对，这些椭圆形小窝的总面积小于掌骨头的总面积。纵轴轴心的背侧距离明显短于桡尺侧的横断面，大致对应于掌骨关节面的宽度[229]。近节指骨基底部有三个结节，背侧结节止于伸肌腱内侧部分和掌侧至桡侧，

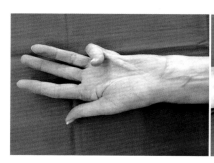
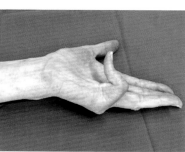

图 1.62　掌腱膜挛缩症。

掌侧至尺侧结节止于侧副韧带[139]。

由于关节囊比较松动，掌指关节主要由侧副韧带和手掌及手背结缔组织固定（图1.63）[160]。

侧副韧带

侧副韧带分为深层侧副韧带和浅层侧副韧带以及Phalangoglenoid侧副韧带（指骨袖带[249]）。

侧副韧带起自桡侧和尺侧上的结节。它们很结实，约3mm厚，8mm宽，从背侧和近侧到远侧斜向走行。它们具有两个止点：桡侧和外侧部分，它们止于指骨的掌侧基底部，远侧和外侧止于到手掌结缔组织板上[139]。示指和中指上的桡侧副韧带比尺侧副韧带更厚[128]。在伸展过程中，它们更加松弛；在屈曲时，它们处于张力状态，张力从手掌纤维向背侧纤维移动[229]。在屈曲位置，侧副韧带可以伸展3~4mm（图1.64）[168]。

副侧副韧带较薄，直接形成于侧副韧带的起点附近，并向远侧发散[32]，止于掌板的外侧缘（图1.65）。这些纤维比侧副韧带的韧性要差得多，因此可以在弯曲期间进行伸展，而在伸展期间，它们也处于紧张状态。绷紧的纤维越陡，掌板的旋转和移位就越容易，因此伸出的手指可保持侧向移动性[140]。

最浅层的侧副韧带是Phalangoglenoid韧带[81]（图1.65）。它从近节指骨的基底部横向发出，斜行穿过副韧带进入纤维近端和手掌。近端纤维止于掌侧和A1环状韧带。phalangoglenoid韧带和附属侧副韧带协调作用，以抵消屈肌的拉伸力，是通过屈肌腱韧带引导的。这个偏转滑轮（所谓的凸轮轴效应）可防止关节窝在弯曲过程中倾斜或卡在掌骨上，从而保护两个关节的均匀滑行[185]。

在掌指关节的每个关节位置，侧副韧带均有一部分处于紧张状态。在最大屈曲时，深层和浅层侧副韧带都处于张力状态，这意味着其不可能有横向运动。

注解

当手指被牵拉时，掌指关节的"啪啪"响声可以归因于关节腔局部真空中的水气和血液中气体的聚集。

掌侧和背侧结缔组织板

掌板约1.5cm长，1cm宽。它包括一个4mm厚的远端纤维软骨部分和一个薄而柔软

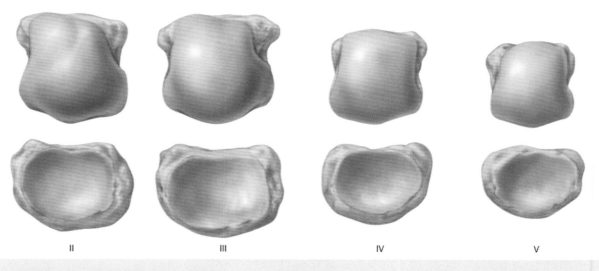

II　　　III　　　IV　　　V

图1.63　第二至第五掌指关节的关节面。

的近端结缔组织部分[42]。近端止于掌骨颈的掌侧，远端延伸到指骨基底的关节软骨的掌侧边缘[71]。背侧与近节指骨接触的区域增大，可以解释为掌骨头关节面的延续[160]。换句话说，它起到一种关节窝的作用，扩大了关节窝，并为掌骨头提供了一个扩大的支撑表面[229]。掌板也形成屈肌腱鞘的纤维部分，其作用与半月板[160]类似，可以增加手指屈肌肌腱和屈曲轴之间的距离[229]。与侧支副韧带一起，手掌也可防止掌指关节过度伸展。

背侧结缔组织板是掌指关节背侧关节囊的增厚部分，作为伸肌腱的滑动层，有助于提高关节的协调性。

掌深横韧带和浅横韧带

掌深横韧带沿桡尺方向延伸至 MCP 关节处[229]。这种结构，牢牢地固定在手掌板和 A1 环状韧带上，稳定了横向的掌骨弓，并协助屈肌肌腱的运动[229]。具有掌深横韧带的掌板也通过骨间肌的腕掌深筋膜连接到掌侧韧带系统[77]。特别是当手拿着物体或携带重物时，掌深横韧带也将掌骨、掌腱膜和皮肤联系在一起[229]。远端部分宽约 62mm，厚约 0.6mm，在尺骨上约 0.3mm[7]。

掌浅横韧带没有连接腕部，它位于第二至第五 MCP 关节的基底部的正上方[76]。附着于屈肌腱和皮肤以及掌腱膜的纵向纤维[271]。在功能方面，它可以防止手指过度张开[42]，限制其他手指伸展时中指和无名指发生弯曲[229]。

> **注解**
>
> 掌指关节的整个稳定系统中一个或多个结构的损伤可能导致尺偏，因为指向尺侧的力变得更强，屈肌腱活动加快[64]。

1.6.2　近指间关节的结构和功能

近指间关节（PIP 关节）与 MCP 关节是抓、握的最重要的功能关节，在手指和手的不受干扰的运动中起着重要的作用[144]。近指间关节是一个铰链关节（屈戍关节[255]）。大部分情况下只允许屈伸[256]，轻微的左右摆动和旋转

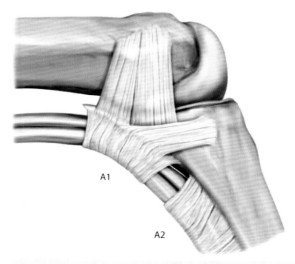

图 1.64　第二至第五 MCP 关节囊和韧带。（来源：THIEME Atlas of Anatomy, General Anatomy and Musculoskeletal System. 2nd ed. © Thieme 2014, illustration by Karl Wesker.）

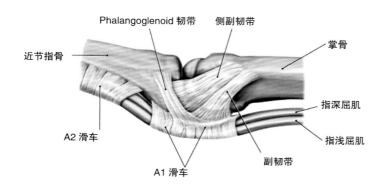

近节指骨　　Phalangoglenoid 韧带　　侧副韧带　　掌骨　　A2 滑车　　A1 滑车　　副韧带　　指深屈肌　　指浅屈肌

图 1.65　第二至第五 MCP 关节囊和韧带。（来源：THIEME Atlas of Anatomy, General Anatomy and Musculoskeletal System. 2nd ed. © Thieme 2014, illustration by Karl Wesker.）

运动也是允许的[229]。示指和中指的 PIP 呈屈曲尺偏，环指和小指的 PIP 呈桡偏。第 2、3、5PIP 关节稍微上扬，第 4PIP 轻度旋转[229]。因此，只有小指与第五掌骨的 PIP 会以支撑的形式旋转，它可以移动小指，使它离无名指更近，这时拳头也更有力。在伸展时，情况正好相反。

屈肌腱的力量可以直接通过手指关节的旋转，经由在舟骨上的示指和中指的尺侧定位，或者通过对无名指桡侧定向，特别是在月骨上由小指来引导[127]。这可以使力量在整个桡骨表面上均匀传递。由于多中心的原因，伸肌腱有轻微的径向运动，当手指背伸时，这个过程就会通过以头状骨为中心进行。这种力传递的系统需要一个稳定的手腕。这个系统内的干扰可以促进手指关节本身的退行性病变，以及手腕的破坏性变化。

PIP 的关节头有一个弯曲的、几乎槽形带有滚轴的狭缝，其凹形关节窝可以移动。关节窝的形状像一个中空的滚带，有一个导向槽[256]。这些铰链连接是一个坚固的韧带系统，它可以保障关节的引导和稳定作用。

近端关节头（近节指骨头）形状像一个梯形滚筒。不对称的桡侧和尺侧形成了髁间凹（图1.66）。在示指上，尺侧髁[4]比桡侧髁高，在中指、环指和小指上反之亦然[244]。因此，在屈曲时，示指 PIP 关节发生尺偏，其他手指的 PIP 关节中出现桡偏。在伸展时，情况则相反[160]。因此，髁间凹槽从背侧延伸到第二 PIP 头部到手掌和尺骨，在第五个 PIP 的基部，从手掌和尺骨延伸到背侧和桡侧[130]。髁比高度宽，这样可以在施加侧向载荷时提供稳定性[160]。

第二至第五 PIP 关节的基底部由内侧指骨形成，其与两个凹面的近节指骨头连接。在两个小面之间，有一个圆形隆起嵌入近端头部的凹槽中，指节在屈曲伸展过程中作为一种导向

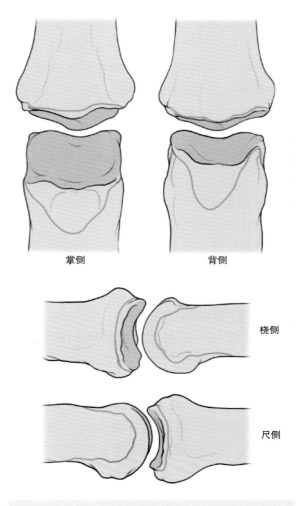

掌侧　　　　　　背侧

桡侧

尺侧

图 1.66 PIP 关节的关节面。

槽。两个关节面宽度大致相等，中节指骨基底部只覆盖近节指骨头部关节面的一半面积。指骨头上的软骨厚度为 0.5~1mm，指骨基底部软骨厚度为 0.2~0.5mm。

与近节指骨的头部一样，中节指骨有两个外侧结节（止于侧副韧带），一个背内侧结节（止于指背腱膜）。由侧副韧带、掌侧和背侧纤维软骨板以及环状韧带和十字韧带组成的复杂韧带系统与斜形韧带（Landsmeer 韧带）共同稳定松弛的关节囊。

近指间关节的侧副韧带

近指间关节（PIP 关节）的侧副韧带包括侧副韧带、副侧副韧带和 phalangoglenoid 韧

带（图 1.67）。

侧副韧带从近节指骨头部的外侧结节向下方延伸[160]。一部分与中节指骨外侧基底部呈直线相交，而另一部分向远端和掌侧倾斜，止于 PIP 关节基底部的小结节。一些纤维止于 A4 环状韧带[229]。侧副韧带由略微交叉的背侧浅层和掌侧深层纤维组成[89]。在伸展时，浅

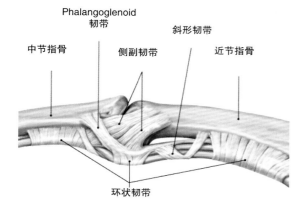

图 1.67 PIP 关节囊和韧带。（来源：THIEME Atlas of Anatomy, General Anatomy and Musculoskeletal System. 2nd ed. © Thieme 2014, illustration by Karl Wesker.）

层纤维松弛，深层纤维处于张紧状态。在屈曲时，情况则相反[89]。

副侧副韧带起自近节指骨头近端和掌侧，并呈扇形延展到掌板[229]。掌板对 PIP 关节的横向稳定性影响很小[200]。副韧带和掌板拉伸时处于紧张状态，屈曲时松弛[261]。

在大多数情况下，phalangoglenoid 韧带也存在[185]。它们从中间指骨基底部的侧向隆起延伸到 PIP 关节，从而穿过韧带纤维并与副韧带协同作用[200]。在屈曲 15°～20° 时，所有副韧带处于紧张状态[261]。

掌侧和背侧纤维软骨板

掌板在中节指骨的头部和基底部之间的掌侧延展，其边缘长为 10～15mm，宽约

10mm[156]。它的远端边缘牢固地固定在中节指骨基底部的表面，但仅在其侧面[26]。位于中间的部分被一个薄而有弹性的褶皱附在中节指骨上[229]。查看近节指骨近端轴的韧带，A2 环状韧带止于纤维软骨板内，并将浅表和深层纤维延伸[156]。在功能上，它扩大了可用的接触表面，并抑制了关节的伸展[160]。中间层从斜向纤维中形成一个格子，使其能够抵抗纵向应力和扭矩应力。中间层形成斜行纤维格，使其能够抵抗纵向应力和扭矩应力。掌板耐受 19kg 的拉伸载荷，明显强于负荷极限为 6kg 左右的掌指关节[270]。它也作为屈肌腱的悬吊系统和滑动板[268]，（形成于屈肌腱鞘的纤维部分），其作用类似于半月板[160]。

背板位于指关节伸肌区 PIP 关节的水平面，并通过掌板与指伸肌相连。它有助于稳定伸肌和 PIP 关节[245]。

环状韧带和十字韧带

每个手指有 5 条（环状）韧带（A1–A5）和 3 条十字韧带（C1–C3）。它们由腱鞘的纤维层形成，将屈肌腱引导到手指骨架上，并使其滑动[229]。

在 A1 到 A5 和 C1 到 C3 韧带之间有空隙，这样手指的运动就不受阻碍（图 1.68）。这些韧带保持屈肌腱朝向每根手指纵轴方向，防止手指屈曲时屈肌腱的束缚[160]。此外，环状韧带和十字韧带的纤维软骨组织，与肌腱鞘一起能最佳地吸收肌腱传递的压力[79]，并转移肌肉力量到指骨[247]。

环状韧带及功能

环状韧带由绷紧的纤维结缔组织组成，并分布于整个手指的掌侧。

● A1 环状韧带。A1 环状韧带位于 MCP 关节近端 5 mm 处，止于掌板和指骨近端[160]。韧带和屈肌腱也与掌骨深横韧带相连[229]。由于肌腱在掌骨手掌弓的连接结构中的这种复

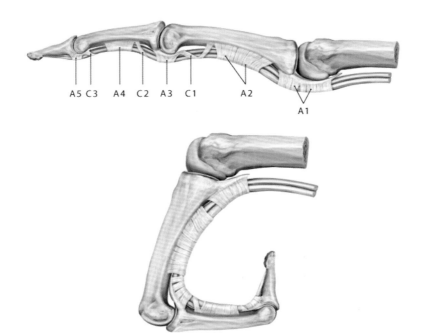

图 1.68 环状韧带和十字韧带。
（来源：THIEME Atlas of Anatomy, General Anatomy and Musculoskeletal System. 2nd ed. © Thieme 2014, illustration by Karl Wesker.）

杂性，A1 环状韧带的断裂不会影响手指功能。这意味着在功能方面，A1 环状韧带不如其他四个环状韧带重要。

- A2 环状韧带。A2 鞘管是指手指最长、最坚固的一根韧带。大约 18mm 长，出现在近节指骨中间手掌方向并向远侧延伸[160]。韧带远端较厚，其近端由纤维软骨组织加强。A2 和 A4 环状韧带将肌肉共同转移至指骨，从而保证手指屈曲不受阻碍[247]，并可防止任何屈曲位置的绞索，与其他 3 个韧带相比这是非常重要的[244]。

- A3 环状韧带。A3 环状韧带非常短，覆盖 PIP 关节，与掌板和关节囊融合。它由疏松的结缔组织组成，以免干扰 PIP 关节的精细运动[229]。

- A4 环状韧带。A4 鞘管为 6~7mm 长，位于手掌中部的 1/3 处，为屈肌的肌腱提供最重要的功能支撑。它与 A2 鞘管协同作用，确保了手指弯曲的功能[229]。

- A5 环状韧带。A5 环状韧带是远端指间关节（DIP）水平的腱鞘增厚部分，与掌板和关节囊融合[160]。其结构与 A3 鞘的疏松结缔组织相同，该结构可避免干扰 DIP 关节的精细运动[229]。

十字韧带及其功能

十字韧带比环状韧带狭窄，它们与环状韧带或交叉或相倾斜。这些韧带不是经常存在，在一些情况下仅存在几条十字纤维[123]。它们起自 A2 和 A3、A3 和 A4 和 A4 和 A5 环状韧带之间的指骨骨膜。向远侧扩张，它们将肌腱包裹并止于 IP 关节的关节囊[229]。

指背腱膜

指背腱膜是指在手指背侧复杂的、三角形结构的结缔组织（图 1.69 和图 1.70）[200]。与 MCP 关节不同，它近端宽、远端窄，并分别止于 PIP 和 DIP 关节的远端基底部[91]。穿过 MCP 关节窝后，指部伸肌的肌腱分裂成三个纤维束滑过近节指骨 1/3 处。它们是不成对的中央腱束和成对的侧束[229]。指伸肌和示指伸肌有助于在示指上形成指背腱膜，指伸肌有助

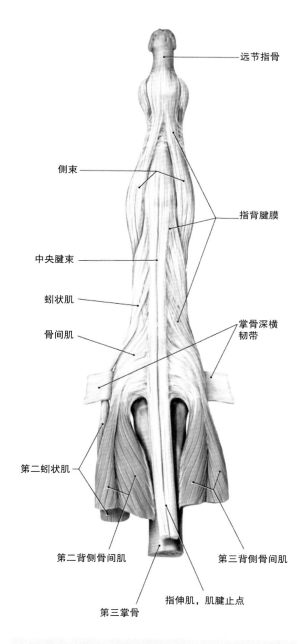

远节指骨

侧束

指背腱膜

中央腱束

蚓状肌

骨间肌

掌骨深横韧带

第二蚓状肌

第二背侧骨间肌

第三背侧骨间肌

第三掌骨

指伸肌，肌腱止点

图 1.69　指背腱膜（背视图）。（来源：THIEME Atlas of Anatomy, General Anatomy and Musculoskeletal System. 2nd ed. © Thieme 2014, illustration by Karl Wesker.）

于小指形成指背腱膜。

不成对的中央腱束的中间部分向远侧以其纵向束带延续，并止于中节指骨和远节指骨的基底部[200]，以及远侧指骨的背侧骨膜中[90]。

中央成对的外侧部呈扇形伸展，与蚓状肌和骨间肌的肌腱结合形成侧束，一起作为末端肌腱连接到 DIP 关节的基底部。

在近节指骨的远端 1/3 处，出现侧束的内侧部分，PIP 的远端连接中央腱束的内侧部分[229]。这种复杂的结构以及蚓状肌和骨间肌的联合作用使三个手指伸展活动。由于 PIP 和 DIP 的横向带与两个关节的运动轴线水平，因此这些关节的肌肉可以伸展[200]。在 MCP 关节中，外侧带向运动轴方向运动，引起 MCP 关节的弯曲[200]。

浅层腱间板有助于指背腱膜中心化，并为指伸肌提供另一个重要的止点[138]。它产生于桡侧和尺侧方向的纤维，向远端和浅层斜形交汇[229]。这是一个三角形的纤维板，填补了中央腱束和侧束之间的空隙[200]。它还与矢状韧带、副韧带、MCP 关节的掌板、掌骨深横韧带和骨间肌腱相连。这种纤维结构抑制了在屈曲和伸展的过程中，侧束可移位的程度[236]。

当手指关节过度伸展时，另外的三角韧带可防止绞索[52]。它位于 PIP 底部的中央腱束和侧束合并点之间[200]。

与 MCP 关节囊相比，其可以清楚地区分经过它的伸展肌腱束，远端和近端 IP 的所有结构都与手指伸肌相融合。

成对的斜行韧带（Landsmeer 韧带）是一个重要的辅助结构[229]。韧带的桡侧部分比尺侧部分更长、更坚固[51]。该韧带起始于近节指骨远端 1/3 处的小骨突及 A2 环状韧带，向远端和背部延伸以连接到侧束[264]。它位于 PIP 关节的运动轴的手掌旁，并与手指的伸肌相连，止于 DIP 关节的运动轴线[229]。这个韧带通过被动张力和松弛来支撑 PIP 和 DIP 的运动。在 PIP 的伸展过程中，其收紧并支撑 DIP 关节的伸展。相反，只有在 DIP 完全弯曲，才维持 PIP 关节的横向稳定性。

横韧带位于靠近手指的表面，起自 A3 韧带和关节囊并延伸到侧束。在手指伸展时，抑制侧束向背侧脱位，并且以手指背侧为中心展开，在 PIP 关节屈伸时起到稳定作用[229]。

1.6.3　远指间关节的结构和功能

远指间（DIP）关节类似于近指间（PIP）关节。整体上，关节结构较小（图 1.71）。与 PIP 关节一样，DIP 关节的远端基座有两个

凹面，其凸起不明显，因此允许横向转动[160]。

另外，远节指骨的基底部稍宽于中节指骨的头部[117]。指骨基底部的背侧有突出的唇部，对于关节功能没有意义[160]。在桡侧和尺侧，有两个由顶部分开的凹面[160]。中指骨髁的凹槽嵌入该顶部。示指的桡侧髁高于尺侧髁，从而与所有 PIP 关节形成精确的对应[4]。因此，在 DIP 中，除了伸展和屈曲之外，外展、内

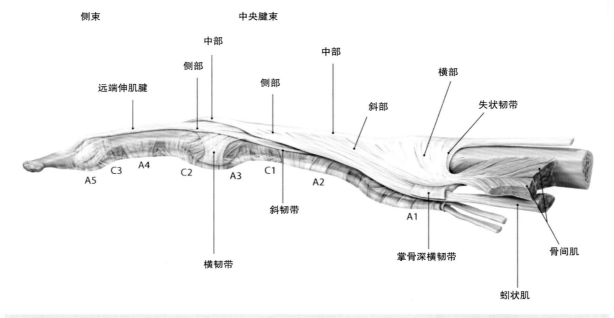

图 1.70　指背腱膜（侧视图）。（来源：THIEME Atlas of Anatomy, General Anatomy and Musculoskeletal System. 2nd ed. © Thieme 2014, illustration by Karl Wesker.）

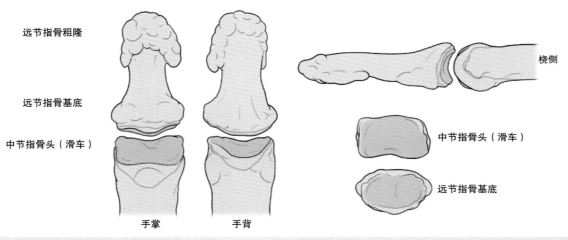

图 1.71　DIP 关节的关节面。

收和旋转也是可以的[73]。与 PIP 一样，示指可以旋转[182]，这对精确的抓握活动尤为重要。

与 PIP 关节相比，侧副韧带通常较扁平，而它需要稍微陡峭的路线，并经常覆盖副韧带的近端和掌侧部分（图 1.72）。在大多数情况下，没有 phalangoglenoid 韧带[185]。在近节指骨基底部附近，掌板直接由屈指肌腱浅部的 A4 韧带和肌腱部分组成，并且在该区域没有任何骨附着[26]，使得 DIP 节更易于过度伸展[141]。

1.6.4　MCP 关节、PIP 关节和 DIP 关节的活动度

（见图 1.73）

● 第二至第五 MCP 关节活动度：屈曲 90°、伸展 40°、外展 15°、内收 15°。

● 第二至第五 PIP 关节活动度：屈曲 130°、伸展 0°。

● 第二至第五 DIP 关节活动度：屈曲 90°、伸展 30°。

1.6.5　手指的外在肌：屈肌和伸肌

除了骨间肌、蚓状肌和小鱼际肌肉外，手指（屈肌和伸肌）的外在肌极其重要。外在肌与内在肌相互作用共同影响手指关节的活动。

手指的伸缩装置

手指伸肌包括位于浅层的指伸肌和示指

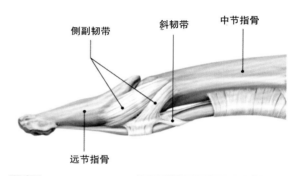

图 1.72　DIP 关节囊和韧带。（来源：THIEME Atlas of Anatomy, General Anatomy and Musculoskeletal System. 2nd ed. © Thieme 2014, illustration by Karl Wesker.）

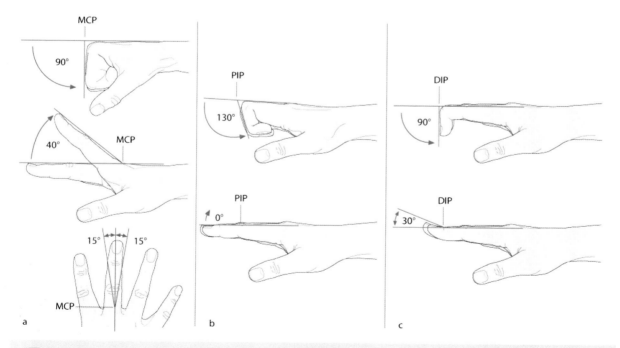

图 1.73　MCP 关节、PIP 关节和 DIP 关节的活动度。（来源：THIEME Atlas of Anatomy, General Anatomy and Musculoskeletal System. 2nd ed. © Thieme 2014, illustration by Karl Wesker.）（a）第二至第五 MCP 关节活动度。（b）PIP 关节活动度。（c）DIP 关节活动度。

固有伸肌，以及位于深层的小指固有伸肌（图1.74）[200]。

指总伸肌起自肱骨外上髁、桡侧副韧带、桡侧韧带和前臂筋膜[200]。与其肌腱一起形成指背腱膜，并与 MCP 关节基底部的腱束结合在一起。指背腱膜近端，第三至第五伸肌融合成腱间结合[198]。因此，指总伸肌抑制了中指、环指和小指的独立运动[200]，并为稳定远掌弓提供支撑[198]。指伸肌从手腕的相应位置延伸至手指并关系到手指的外展[198]。并且当手腕处于屈曲状态时，它可以在 PIP 和 DIP 关节中伸展手指，还与手腕的尺偏和伸展有关[200]。

示指固有伸肌起于尺骨和骨间膜背侧远端 1/3 处，并且与指总伸肌一起止于示指的伸肌装置中[198]。约 10% 的病例中，固有指短伸肌与示指伸肌肌腱合并[200]。在功能上，它可使示指独立伸展，并使其向中指移动[200]。在一定程度上，它也与手腕的伸展有关[198]。

小指固有伸肌与指总伸肌的起源一致，并且经常以两个肌腱延伸到伸肌装置中[198]。它既延伸又固定了小指，并且又与腕部的尺偏和伸展相关。

手指的外在屈肌

手指的外在屈肌被分为四层[200]。屈肌的表面肌位于第二层，屈肌的肌群位于第三层（图1.75 和图 1.76）[200]。

三个头的指浅屈肌由肱骨头发出，其尺侧从尺骨冠状突发出，桡侧从桡骨斜向止于下方旋前圆肌[200]。其四根肌腱延伸到手掌，每根肌

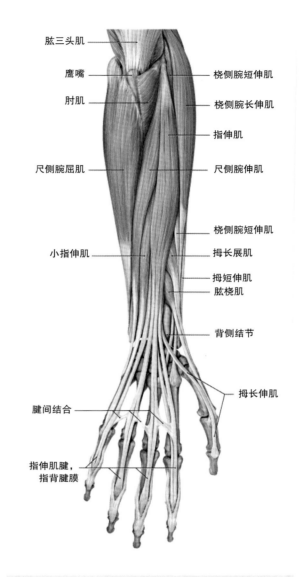

图 1.74 手指的外在肌。（来源：THIEME Atlas of Anatomy, General Anatomy and Musculoskeletal System. 2nd ed. © Thieme 2014, illustration by Karl Wesker.）

图 1.75 手指结构的概观。（来源：THIEME Atlas of Anatomy, General Anatomy and Musculoskeletal System. 2nd ed. © Thieme 2014, illustration by Karl Wesker.）

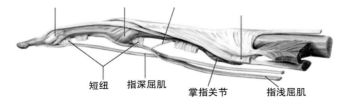

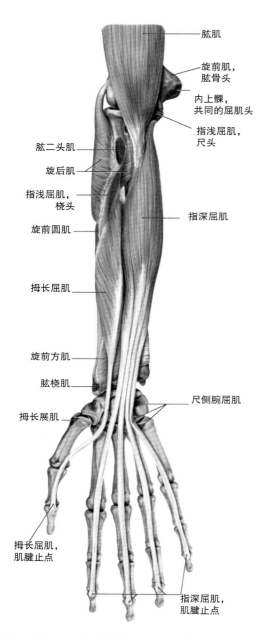

肱肌

旋前肌，
肱骨头

内上髁，
共同的屈肌头

指浅屈肌，
尺头

肱二头肌

旋后肌

指浅屈肌，
桡头

旋前圆肌

指深屈肌

拇长屈肌

旋前方肌

肱桡肌

尺侧腕屈肌

拇长展肌

拇长屈肌，
肌腱止点

指深屈肌，
肌腱止点

图 1.76　手指掌侧外在肌。（来源：THIEME Atlas of Anatomy, General Anatomy and Musculoskeletal System. 2nd ed. © Thieme 2014, illustration by Karl Wesker. ）

腱的两头止于中指掌外侧的骨嵴。在到达 A1 与 A2 韧带之间的止点之前，每个肌腱分裂成两个轻微螺旋状的肌腱小支（肌腱交叉[229]），它们一起形成交叉纤维（腱交叉[30]）的薄腱板，并且进一步止于狭窄的骨间肌和中间的 A4 环形韧带[229]。指深屈肌腱通过该狭缝滑动。在功能上，指浅屈肌是 MCP 和 PIP 关节中的强屈肌，为腕关节屈曲提供了一定的支撑[200]。

指深屈肌起于尺骨表面近端 2/3 和骨间膜的相邻部分，以及两个指骨的尺侧结节。这四根肌腱在一个平面上平行地排列在一起，穿过指浅屈肌，再止于远节指骨的基底部[200]。它可以弯曲手指的所有三个关节，随着手腕伸展，肌肉的力量也会增加[200]。同时也与手腕的屈曲和尺偏运动有关。

▶ 表 1.5 提供了手部所有内在肌和外在肌的概观

表 1.5 手部内在肌和外在肌概观

肌肉	起点	止点	作用	神经支配
旋前圆肌	肱头：内上髁 尺头：尺骨冠状突	桡骨侧面（旋后肌远端止点）	肘关节：减弱屈曲前臂关节：旋前	正中神经（C6）
指浅屈肌	肱头：肱骨内上髁 尺头：尺骨冠状突 桡头：桡骨远端粗隆	第二至第五指中节指骨底	肘关节：减弱屈曲腕关节和第二至第五指的 MCP 和 PIP 关节：屈曲	正中神经（C7~T1）
桡侧腕屈肌	肱骨内上髁	第二掌骨基底（有时在第三掌骨基底）	腕关节：屈曲，桡偏 肘关节：减弱旋前	正中神经（C7，C8）
尺侧腕屈肌	肱头：内上髁 尺头：鹰嘴	钩骨钩及第五掌骨底	腕关节：屈曲，尺偏	尺神经（C7~T1）
掌长肌	肱骨内上髁	掌腱膜	肘关节：减弱屈曲 腕关节：屈曲，收紧掌腱膜	正中神经（C8~T1）
指深屈肌	尺侧近侧 2/3 屈肌和邻近的骨间膜	第二至第五指远节指骨的掌侧面	腕关节第二至第五指的 MCP，PIP 和 DIP 关节	正中神经（桡侧部分，第二和第三指），C7~T1 尺神经（尺侧部分，第四和第五指），C7~T1
拇长屈肌	桡骨中前部和邻近的骨间膜	拇指远节指骨的掌侧面	腕关节：屈曲和桡偏 拇指 CMC 关节：拇对掌 拇指 MCP 和 IP 关节：屈曲	正中神经（C6~C8）
旋前方肌	尺骨远端 1/4 的前部表面	桡骨远端 1/4 的前部表面	旋转手，稳定下尺桡关节	正中神经（C8~T1）
肱桡肌	肱骨远端外侧，外侧肌间隔	桡骨茎突	肘关节：屈曲 前臂关节：半旋前	桡神经（C5~C7）
桡侧腕长伸肌	肱骨远端外侧，外侧肌间隔	第二掌骨背侧基底部	肘关节：减弱屈曲 腕关节：伸展（帮助握拳），桡偏	桡神经（C5~C7）
桡侧腕短伸肌	肱骨外上髁	第三掌骨背侧基底部	肘关节：减弱屈曲 腕关节：伸展（帮助握拳），桡偏	桡神经（C5~C7）

（待续）

表 1.5　手部内在肌和外在肌概观（续）

肌肉	起点	止点	作用	神经支配
指伸肌	共同头（肱骨外上髁）	第二至第五指的背侧腱膜	腕关节：伸展第二至第五指的 MCP、PIP 和 DIP 关节：伸展和手指的外展	桡神经（C6~C8）
小指伸肌	共同头（肱骨外上髁）	第五手指指背腱膜	腕关节：伸展，尺偏第五手指的 MCP、PIP 和 DIP 关节：第五指的伸展和外展	桡神经（C6~C8）
尺侧腕伸肌	共同头（肱骨外上髁），尺头（尺骨背侧面）	第五掌骨基底部	腕关节：伸展，尺偏	桡神经（C6~C8）
旋后肌	尺骨鹰嘴，肱骨外上髁，桡侧副韧带，桡骨环状韧带	桡骨（桡骨粗隆和旋前圆肌之间）	前臂关节：旋后	桡神经（C5，C6）
拇长展肌	桡骨和尺骨以及骨间膜的背侧面	第一掌骨基底部	腕关节近端：桡偏 拇指 CMC 关节：内收 拇指 MCP 和 IP 关节：伸展	桡神经（C6~C8）
拇短伸肌	桡骨和骨间膜的背侧面（拇长展肌远端）	拇指近节指骨的基底部 腕关节近端：桡偏	拇指 CMC 和 MCP 关节：伸展	桡神经（C6~C8）
拇长伸肌	尺骨和骨间膜的前部表面	拇指远节指骨的基底部 腕关节：伸展和桡偏	拇指 CMC 关节：内收	桡神经（C6~C8）
示指伸肌	尺骨和骨间膜的前部表面	第二指的指背腱膜	腕关节：伸展 第二指的 MCP、PIP 和 DIP 关节：伸展	桡神经（C6~C8）
拇短展肌	舟骨，屈肌支持带	拇指近节指骨的基底部（通过桡侧籽骨）	拇指 CMC 关节：外展 拇指 MCP 关节：屈曲	正中神经（C6，C7）
拇收肌	横头：第三掌骨侧面 斜头：头状骨，第二和第三掌骨基底部	拇指的近节指骨底（通过尺侧籽骨）	拇指 CMC 关节：拇对掌 拇指 MCP 关节：屈曲	尺神经（C8~T1）

（待续）

表 1.5　手部内在肌和外在肌概观（续）

肌肉	起点	止点	作用	神经支配
拇短屈肌	浅头：屈肌支持带 深头：大多角骨，小多角骨，头状骨	拇指近节指骨的基底部	拇指 CMC 关节：屈曲，拇对掌 拇指 MCP 关节：屈曲	正中神经，C6~T1（浅头）尺神经，C8~T1（深头）
拇对掌肌	大多角骨	第一掌骨桡侧缘	拇指 CMC 关节：拇对掌	正中神经（C6，C7）
小指展肌	豌豆骨	近节指骨的尺侧基底部和第五指的指背腱膜	第五指的 MCP 关节：第五指的屈曲和外展 第五指的 PIP 和 DIP 关节：伸展	尺神经（C8~T1）
小指短屈肌	钩骨钩，屈肌支持带	第五指近节指骨的基底部	第五指 MCP 关节：屈曲	尺神经（C8~T1）
小指对掌肌	钩骨钩	第五掌骨尺侧缘	小指对掌	尺神经（C8~T1）
掌短肌	掌腱膜的尺侧缘	小鱼际肌隆起的皮肤	收紧掌腱膜（保护功能）	尺神经（C8~T1）
第一至第四蚓状肌	屈指深屈肌腱桡侧	第一蚓状肌：第二指的指背腱膜 第二蚓状肌：第三指的指背腱膜 第三蚓状肌：第四指的指背腱膜 第四蚓状肌：第五指的指背腱膜	第二至第五指的 MCP 关节：屈曲 第二至第五指的 PIP 和 DIP 关节：伸展	正中神经，C8~T1（第一和第二蚓状肌） 尺神经，C8~T1（第三和第四蚓状肌）
第一至第四骨间背侧肌	第一至第五掌骨相邻两侧的两个头	第二至第四指的指背腱膜，近节指骨基底部 第一骨间肌：第二近节指骨桡侧（示指） 第二骨间肌：第三近节指骨桡侧（中指） 第三骨间肌：近节指骨尺侧（中指） 第四骨间肌：近节指骨尺侧（环指）	第二至第四指的 MCP 关节：屈曲 第二至第四指的 PIP 和 DIP 关节：伸展和手指的外展（第二指和第四指离开中指外展）	尺神经（C8~T1）
第一至第三骨间掌侧肌	第一骨间肌：第二掌骨尺侧（示指） 第二骨间肌：第四掌骨桡侧（环指） 第三骨间肌：第五掌骨桡侧（小指）	指背腱膜和相关手指的近节指骨基底部 第二、第四和第五指的 MCP 关节：屈曲	第二、第四和第五指的 PIP 和 DIP 关节：伸展和手指的内收（第二、第四和第五指向中指内收）	尺神经（C8~T1）

第 2 章

前臂、腕关节和手的体表解剖

2

2.1 引言

体表解剖将解剖理论知识运用到手术治疗中提供了可能。它使临床实践者能够对人体的结构组织进行触诊、定位和定义。它同时也使理疗师们能感知具体的结构，并且使他们能够界定生理性的和发生了病变的组织结构。体表解剖也由此成了能够获得准确的诊断，以及预测出适当治疗的基础。如果不能将解剖学理论知识应用到实际，就不能实施适合的组织特异性的治疗方案。对局部结构不熟悉，以及对肌肉的认知不足（如，起点与止点，肌腱和腱鞘、关节结构、筋膜等），那么治疗技术的选择就会变得不可控，不确定以及不适当。这些都表示治疗方式的不合格。这反过来又会使长期的治疗时机变得不合时宜，并且很可能会加快病变过程，这又是患者最不愿意看到的。

体表解剖是通过有目的的活体触诊，来系统性补充形态学上的和解剖学上的知识[207]。本章描述体表解剖，目的是为给临床实践者提供一种系统的方法，能快速可靠的确定对成功治疗手部损伤十分重要的组织结构。与手外科治疗有关的、对手部组织结构有目的的触诊，具有以下五方面的特点。

1. 通过触诊，对前臂、腕关节和手部的组织进行鉴定、鉴别和定位，并且可根据检查和触诊，能够直接对组织类型进行对比。

2. 体表解剖在皮肤、肌肉、肌腱、腱鞘和关节等组织的检查和治疗中具有重要作用。

3. 对于诊断和治疗，体表解剖极其有助于鉴定那些可以通过某些特殊的协作运动得到治疗的病变结构（如，腕关节灵活性测试）。

4. 表体解剖对于专门治疗某些受损组织的治疗操作来说，是不可分割的部分。

5. 要做到定位和鉴别组织（如，肌张力），就要每天在患者身上运用实践体表解剖。即使是那些已经有多年实践经验的治疗师，也需要经验积累，以及进行不断的总结和培训。

结论

体表解剖涉及对可见的和不可见的活体组织结构进行的触诊和视诊。它能够将理论解剖原则运用到活体，并能为功能和运动模式的探究提供基础。由于并不是人体所有的组织结构都能够得到触诊，所以临床实践者绝对需要掌握深部解剖知识。

2.2 体表解剖学的实践基础

指尖是体表解剖的工具。除了脸和舌头之外[8]，手指，以及每平方厘米皮肤上的大约300个感受器，是人体中拥有最大数目本体感受器的组织结构[104]。由于其具有很大的活动性，所以示指是鉴定体表解剖结构的最重要的指头。通过在指尖施加压力，检查者可以试图来感知和分析皮下的组织，并判断其为某一种具体的结构。所施加的压力大小，以及组织结构的抵抗力，都将直接反馈出组织的类型。Dos Winkel 等的分型（1985）[275]，对所触诊组织的鉴定很有帮助：

1. 坚硬：组织结构受到检查者的压力后没有变形（骨骼或角状突起）。

2. 致密和具有弹性：组织结构受压变形，但在不受压时会弹性恢复（如，肌腱，韧带）。

3. 致密：组织结构受压很容易变形，但没有弹性（如，高肌张力肌肉，肿块）。

4. 柔软：非常易于变形的组织结构（如，肌肉，脂肪组织）。

在此分型中，检查者能够施加正确量的

压力是很重要的。对于浅表组织要施加最小的压力进行表面触诊或肌张力触诊。在触诊深部组织或骨组织时，要加大压力。具有指导性作用的是，当你施加很强的压力时，你的指腹会变白，而当你施加轻微的压力时，仍然会保持红润。

某个部位中并不是所有的组织结构都可以被触诊到。因此，熟悉解剖形态很重要。认识到这点之后，可以参考容易触诊到的组织结构，来定位不易触诊到的组织结构。

2.3　前臂、腕关节和手部体表解剖的临床实践程序

当在检查前臂和手部的肌肉结构时，要将以下几个组织结构作为解剖标志，来帮助定位：腕骨，腕关节区域背部的 6 个肌腱和掌侧的 3 个肌腱。这些结构定位之后，手部的浅层屈肌和深层屈肌以及伸肌群就可以定位了。

触诊过程中，手部要处于相对放松的状态。患者避免进行任何的肌肉活动至关重要；否则的话，其肌腱和肌肉就会变得紧张，使检查者对深层组织结构的识别受到妨碍。在鉴定方向和位置时，可使用以下术语：桡侧（朝向拇指方向），尺侧（朝向小指），远端（远离躯体），近端（朝向躯体），背侧（朝向手背），和掌侧（朝向手掌）[207]。要想显露触诊到的组织时，要对组织结构进行皮肤标记或描画。

2.3.1　桡尺远侧关节和腕关节的体表解剖

桡腕关节线及其结构

在定位桡尺关节以及其背侧的每个腕骨时，第一步就是划定腕关节的体表界限。进行此操作时，受检患者的前臂要处于放松内旋位。在确定腕骨的近端边界时，必须要识别桡骨茎突、桡骨背侧结节（Lister 结节）、尺骨茎突和尺骨头。在这 3 个解剖标志确认之后，桡腕关节线就可以确定了，以及桡尺远侧关节和腕关节近端就可以辨别了。

- 示指在鼻烟窝近端开始向外侧逐渐进行触诊，一直到桡骨。鼻烟窝桡侧由拇长展肌和拇短屈肌组成（= 背侧第一肌间隔）（图 2.1）。尺侧，通过拇长伸肌腱辨别。当拇指伸展时，鼻烟窝就很容易显现，因为其形成了一个凹陷区域。较大的圆盾形桡骨茎突很容易感知到，在其皮肤上进行标记。

- Lister 结节位于桡骨远端的中部，稍微偏桡骨茎突的尺侧 / 近端。使用示指顺着第二和第三掌骨之间进行触诊，直到桡骨远端。在桡骨背侧，Lister 结节可被直接感知到，因其是明显凸起的骨性结节。若示指从此点处稍微向远端移动，就会直接到达腕关节近缘。一个皮肤标记同时可标记两个解剖标志，即 Lister 结节和近端腕关节线。

- 尺骨头在尺骨远端很容易被看见和触诊，要用标记笔画圈标记出来。之后，触诊示指向近端和外侧移动到达内旋位，朝向尺骨头。在尺骨头处，尺骨茎突可很容易触诊到，因为其呈杆形，并且将其标记，可作为辅助参

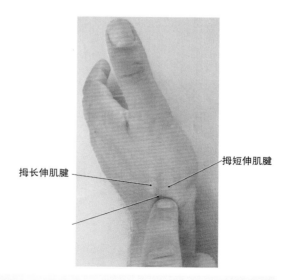

图 2.1　解剖鼻烟窝。

考点。

若将所有的标记点连起来，桡尺远侧关节线就显示出来了（图2.2）。这样一来，就可清楚显示出关节线的走向与前臂并不是呈一准确不变的角度，而是顺着近端从桡侧到尺侧走形，形成大约15°角。

若触诊的示指从尺骨头移向桡侧的过程中，示指的移动会在尺桡骨之间停顿，即桡尺远侧关节线部位（图2.3）。

掌指关节线及其结构

掌指关节线根据以下三个参考点进行描述。

● 第一掌骨近端：触诊示指放于鼻烟窝处。

在改变拇指位置和方向过程中，可触及第一掌骨近端骨突，给予标记，作为第一参考点。

● 第三掌骨结节：触诊示指向近端朝向腕关节移动，跨过中指和第三掌骨。在掌骨基底部之后，可感知到以凹陷空间，此处就是头骨的位置。第二参考点就位于头状骨凹陷的前方，给予标记。

● 第五掌骨近端：继续向近端触诊，跨过小指外侧和小鱼际。位于第五掌骨之后，可触及以较小的凹陷，此凹陷的外侧就是钩骨。钩骨凹陷的前方给予标记，作为第三参考点（图2.4）。

然后，将三个骨点与标记连接起来，使掌

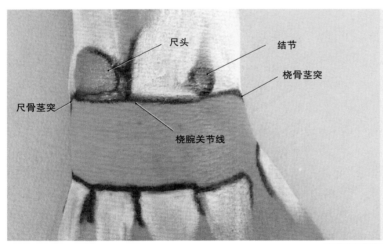

图2.2 桡腕关节线及其结构。

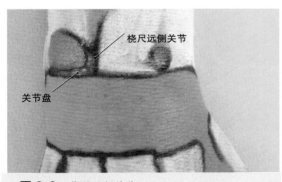

图2.3 桡尺远侧关节。

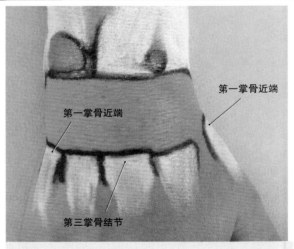

图2.4 掌骨的近端部分。

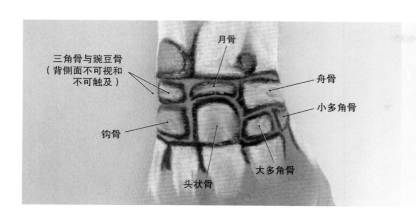

三角骨与豌豆骨
（背侧面不可视和
不可触及）

月骨

舟骨

小多角骨

钩骨

大多角骨

头状骨

图 2.5 腕骨。

骨关节线变得可见。此线与桡腕关节线近端之间的部位，就是七块腕骨所在，可准确定位和触诊（图 2.5）。第八块腕骨，豌豆骨，只有在掌侧触及。但是，在背侧可通过三角骨间接将其给予定位。

背侧腕骨

触诊背侧的七块腕骨，从骰状骨开始（图 2.6a）。其上的凹陷使其与周围其他腕骨区别开来，很容易触及。月骨位于头状骨近端（图 2.6b），小多角骨位于头状骨桡侧，钩骨位于头状骨尺侧（图 2.6d）。

触诊完这些腕骨之后，通过小多角骨向桡侧触诊大多角骨（图 2.7a）。舟骨位于大多角骨和桡骨之间（图 2.7b）。在桡侧，这两块骨也可以通过鼻烟窝很容易触及。这样一来，触诊者的两个示指都位于此凹陷部位，示指近端邻接舟状骨，示指远端邻接大多角骨。当在改变腕关节尺桡骨之间的距离时，示指就会滑向桡骨茎突，进行深部组织触诊，可感知到舟骨和桡骨之间的关节线。腕桡侧副韧带就位于此，但不能被触及。

当腕关节尺偏时，关节线就会位于舟骨和大多角骨之间的一示指宽的远端（图 2.8）[275]。在桡骨茎突处，拇长展肌下，鼻烟窝外侧可触及桡动脉及其搏动。

然后，触诊继续跨过头状骨到达钩骨。三角骨位于此骨的近端或前方，豌豆骨位于掌侧

（图 2.7d 和 图 2.9）。关节盘位于三角骨近端，尺骨邻近此腕骨。近端腕关节线位于腕骨（三

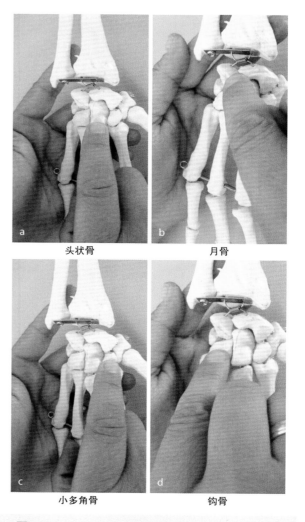

头状骨

月骨

小多角骨

钩骨

图 2.6 腕骨的触诊。

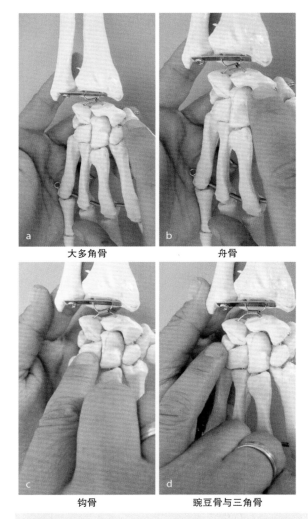

大多角骨　舟骨

钩骨　豌豆骨与三角骨

图2.7 II型腕骨的触诊。(a)大多角骨。(b)舟骨。(c)钩骨。(d)豌豆骨与三角骨。

角骨、月骨和舟骨)近端和尺桡骨之间。在一侧近端腕骨与另一侧的钩骨、头状骨、小多角骨和大多角骨之间,可触及腕关节远端的"S形"关节线。在皮肤上标记出所有的腕骨和两条关节线。

注解

对腕骨的触诊能力是诊断和治疗腕部疾病的基本要求。每个腕骨之间的不适当触诊,甚至不能维持相互之间的活动(关节移动),会造成当前病变的恶化。

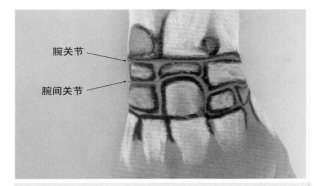

腕关节

腕间关节

图2.8 腕骨间关节的近端和远端。

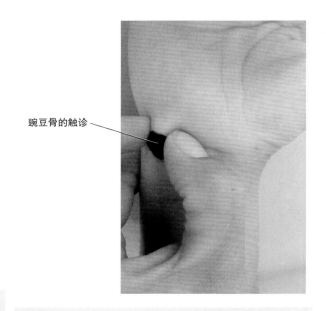

豌豆骨的触诊

图2.9 豌豆骨的触诊。

2.3.2　6个背侧肌腱室的体表解剖

伸肌支持带的中心部分起于桡骨茎突(图2.10)。其大约宽1.5cm,向近端移行,附着于尺骨茎突,直到掌侧三角骨。其纤维呈扇形向近端和远端延伸大约5cm。它形成了6个骨纤维管并与肌腱和肌腱鞘,以及下面的骨骼和下尺桡骨关节融合在一起[229]。通过伸肌支持带,手的所有外在伸肌都能保持与前臂的关系,甚至在手部的伸展运动、旋前和旋后中(图2.11)[207]。

从茎突延伸出来的支持带的中央纤维的桡侧缘,在皮肤标记的近端距离为1.5cm。一个附加的标记被放置在三角骨和尺骨茎突近端 2cm 的尺侧面。两边的标记都是相互连接的。然后所有的 6 个肌腱室都位于从桡骨到尺骨的位置，并且根据伸肌支持带的大约长度和其走形，给予标记（图 2.12）。

背侧第一肌腱室

示指沿着桡骨的方向，向桡骨边缘的桡骨茎突触诊。背侧第一肌腱室大约长 15mm，宽 8mm。与拇长展肌和拇短伸肌的肌腱一起，从桡侧沿近端方向行进（图 2.13）。此肌腱室比其他的背侧肌腱室更偏于外侧（朝向桡骨）。在第一个掌骨的区域，这两个肌腱，与拇长伸肌肌腱一起，形成鼻烟窝。只有部分拇短展肌是可见的，因为拇短展肌的肌腱位于它的下方。这两根肌腱只能在活动的拇指重新定位时才能看到。它们形成了一个小的鼻烟窝。拇长展肌止于第一掌骨基底部，拇短伸肌止于第一近节指骨背侧基底部（图 2.13）。

实用技巧

在前臂远端的桡神经浅支卡压（Wartenberg 综合征，图 2.14），通常被误认为是背侧第一肌腱室的腱鞘炎 (de Quervain 狭窄性腱鞘炎)[164]。在许多病例中，这根神经

分支在桡骨茎突的区域中运行；强硬的触诊会刺激神经导致感觉异常，并引起疼痛（图 2.14）。Wartenberg 综合征可能是由一副紧绷的腕带或手铐（"手铐神经病变"[159]）引起的。类似于背侧第一伸肌肌腱室的腱鞘炎，其症状由 Finkelstein 试验引发。由于这个原因，Tinel 征（神经叩击）试验和腕关节单纯尺偏必须进行鉴别诊断。如果桡神经浅支卡压 (Wartenberg 综合征)，Tinel 征试验显然会产生显著的症状 (手背疼痛和拇指感觉异常)[154]并与 de Quervain 综合征相反。

背侧第二肌腱室

Lister 结节（桡骨背侧结节）在背侧第二伸肌肌腱室的尺侧 (图 2.15)。它大约 10mm 宽，从桡骨远端骨骺向近端延伸 25mm。对于年轻人，在小的伸展活动中，可见桡侧腕长伸肌和桡侧腕短伸肌的 V 形附着点。

背侧第三肌腱室

背侧第三肌腱室位于 Lister 结节（图 2.15）的尺侧。它大约长 25mm，在 Lister 结节周围形成一个弧状的轨迹，并在第二个肌腱室之

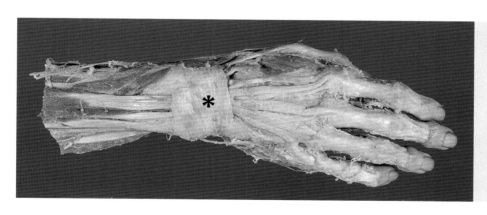

图 2.10　标本中的伸肌支持带。

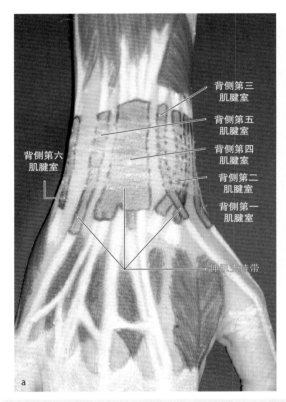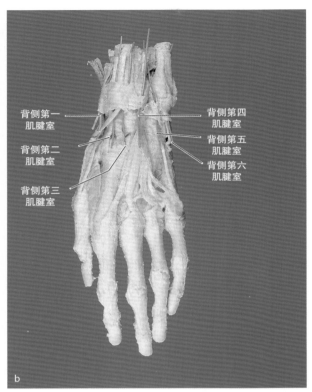

图 2.11　6 个背侧肌腱室。（a）6 个背侧肌腱室的概观。（b）标本中的伸肌支持带。

上。Lister 结节充当拇长伸肌的偏转滑轮并且能够重新定位。在小的伸展运动中，肌腱易于在 Lister 结节上触诊。

背侧第四肌腱室

背侧第四肌腱室位于背侧第三肌腱室的尺侧（图 2.16）。它大约长 25mm，宽 10mm，并且开始于 5mm 的近端伸肌支持带。在远端，腱鞘在背部上采用扇形的路径，在一个隐窝处结束。在桡侧，它宽约 46mm，平均宽约 49mm，在尺骨侧约 57mm 宽。在一个普通的鞘里，它引导着三根指总伸肌，在肌腱室的底部，示指固有伸肌肌腱是远端和桡侧的斜形通道。

在小的手指交替伸展运动中，可以很容易看到指伸肌腱穿过第四肌腱室的路径（例如，弹钢琴，图 2.17）。示指固有伸肌腱位于手背，

示指的指总伸肌肌腱的尺侧骨。当受影响的示指伸出时，它可以被触诊，并伴随触诊手指的侧向运动。在某些情况下，它也是可见的。所有的三根伸肌腱都有腱间结合，与该韧带形成了一个整体。由于这个原因，不可能将四个手指中的任何一个单独运动。然而，示指和小指的独立运动是有可能的，因为示指伸肌可以让示指运动，而小指伸肌也可以让小指运动。共同的指伸肌的第一根肌腱延伸到示指，第二根肌腱延伸到中指，并且在每个分支各自与小指和环指连接之前，第三根肌腱在腱间结合中分为两个分支。

背侧第五肌腱室

背侧第五肌腱室，位于桡侧到尺头之间的桡尺远侧关节的关节线上方（图 2.18）。它起自近端腕关节的关节线约 17mm 处，向远端

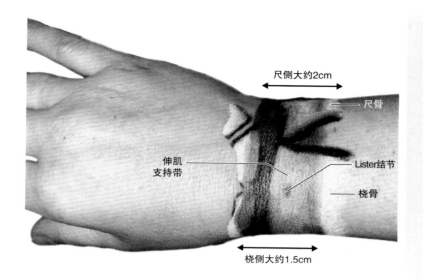

图 2.12　伸肌支持带。

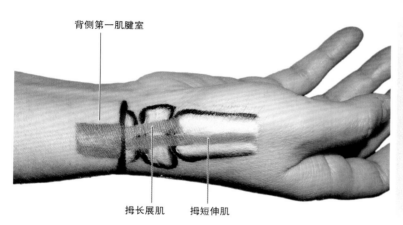

图 2.13　背侧第一肌腱室。

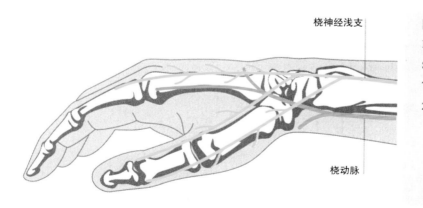

延伸约 29mm。它是最长的背侧肌腱室，并引导小指伸肌的肌腱止于小指的指背腱膜。如果患者轻微地活动了这个肌肉，肌腱就很容易在

整个过程中被触诊。为了确保背侧第五肌腱室不会被错误地认为是指总伸肌，要通过相互抑制的方式抑制指总伸肌。这是通过让触诊者把

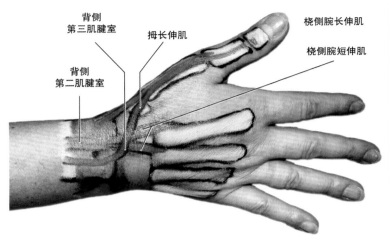

背侧第三肌腱室　拇长伸肌　桡侧腕长伸肌
背侧第二肌腱室　桡侧腕短伸肌

图 2.15 桡神经浅支。

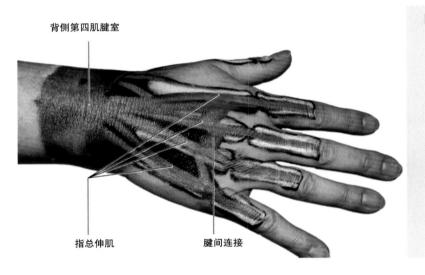

背侧第四肌腱室

指总伸肌　腱间连接

图 2.16 背侧第四肌腱室。

手指的指尖按在一个表面上，然后再伸出小指来完成的。这将更容易触诊小指伸肌。背侧第五肌腱室的腱被认为是桡尺远侧关节的关节线的界标。

背侧第六肌腱室

　　背侧第六肌腱室内有尺侧腕伸肌腱，位于尺骨头的尺侧（图 2.19）。它大约长 21mm 和宽 6mm，并在尺骨头和尺骨茎突之间穿过一个骨槽。它延伸到第五掌骨基底部，并分别止于豌豆骨，钩骨钩和豆掌韧带上。由于此肌腱室的活动范围广泛，在前臂旋后过程中，它在

一定程度上可向桡侧旋转，朝向尺骨头。直接在尺骨头旁边和远端触诊背侧第六肌腱室是最容易的。

实用技巧

通过专门对问题腱室的拉伸可诊断各种类型的肌腱炎。在 de Quervain 腱鞘炎的病例中，检查者将拇指置于最大内收，并且用力尺偏（Finkelstein 标志[220]）。

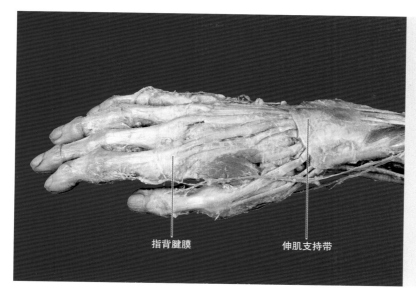

图 2.17　标本中的指背腱膜。

指背腱膜　　　伸肌支持带

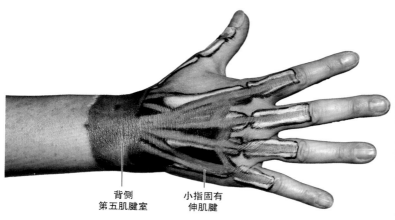

图 2.18　背侧第五肌腱室。

背侧　　　小指固有
第五肌腱室　　伸肌腱

2.3.3　前臂背侧外在肌的体表解剖

　　前臂背侧的浅层肌肉，包括肱桡肌、尺侧腕长伸肌和尺侧腕短伸肌、指伸肌、小指伸肌和尺侧腕伸肌均起自外上髁（图 2.20）。它们的肌腹一直到前臂下部都可见，并从近端到远端变得扁平。

　　旋后肌的起点不可触及，因为其位置过深；这使得对此肌肉肌张力的评估变得非常困难。背侧肌肉，位于远端深层，包括拇长展肌，拇短伸肌和拇长伸肌，以及示指伸肌在内。其上宽而扁的肌肉层，使对这些深部

肌肉的定位和触诊变得非常困难。

　　指总伸肌可以作为一个标志，用来对前臂的所有浅层肌肉进行触诊。如果患者做了小的手指伸展运动，在外上髁区域轻微的收缩，这就使这块肌肉很容易被看到。一旦肌肉被定位，检查者的无名指就会被放在肌肉上，且无名指指向近端（图 2.21）。然后检查者将其他手指放在前臂上，以便它们位于结构的上方就像无名指的下方，小指伸肌紧挨着指总伸肌。由于这两种肌肉都有一个共同的腱源，或多或少地融合在一起，它们不能单独分开。尺

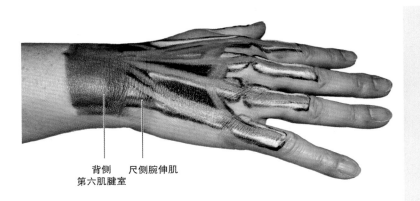

背侧
第六肌腱室　尺侧腕伸肌

图 2.19 背侧第六肌腱室。

侧腕伸肌可以在小指下被触到，并可以触到中指下方的桡侧腕短伸肌，示指下方的桡侧腕长伸肌，以及拇指下方的肱桡肌。

环指触诊技术，用环指来触诊，也可以用来触诊背侧深肌（图 2.22）。为做到这一点，拇指被重新定位，这使拇长伸肌腱很容易看到。沿着该肌腱向尺骨触诊无名指，且小指放在尺头上。拇长伸肌位于无名指下方，示指固有伸肌在小指的下方，拇短伸肌在中指下方，拇长展肌在示指的下方。

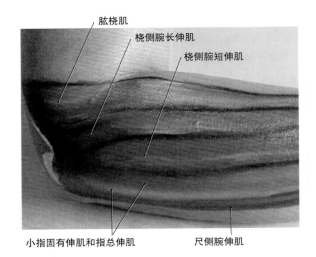

肱桡肌
桡侧腕长伸肌
桡侧腕短伸肌

小指固有伸肌和指总伸肌　　尺侧腕伸肌

图 2.20　背侧前臂上肢的外在肌概观。

注解

环指触诊技术，对前臂浅层和深层肌肉的触诊和肌张力的评估，是一种很好的方法。

2.3.4　腕掌侧、3 个掌侧肌腱室和掌侧神经以及血管的体表解剖

在手掌和尺骨侧，豌豆骨、尺侧腕屈肌和尺动脉，以及钩骨钩可以被触诊（图 2.23）。掌长肌可以在内侧触诊，桡侧腕屈肌、掌侧第一肌腱室和桡侧腕屈肌可以在桡侧被触诊。桡侧腕屈肌的肌腱位于桡动脉的外侧，并位于其顶部（图 2.25）。

这些结构中，三角骨和钩骨以及尺神经（尺管）位于尺侧。大多角骨、小多角骨、舟骨以及

头状骨和月骨的内侧，位于桡侧。这些结构作为解剖标志，构成腕管的屈肌支持带可以被定位。掌侧第三肌腱室与浅层和深层的屈肌群可以在尺侧定位。屈肌的掌侧第二肌腱室位于桡侧。

注解

在手掌表面可触诊的结构比在手背上的更少。但是，对不能触诊的组织结构的大致定位非常熟悉仍然是十分重要的。例如，一旦正中神经被卡压，唯一确定病变的方式就是在人为的施压之后进行特定部位的激发试验（Tinel 征）。

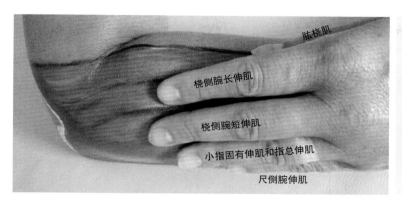

图 **2.21**　环指触诊技术用于触诊背侧前臂近端的外在肌。

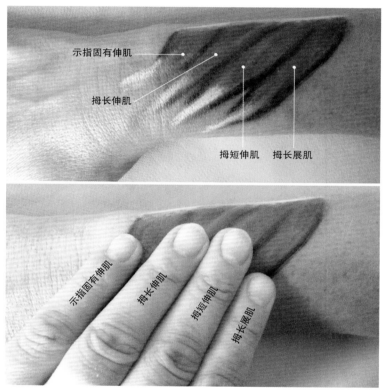

图 **2.22**　环指触诊技术用于触诊前臂远端背侧的外在肌。

第一步就是检查豌豆骨，很容易触诊。此骨位于腕关节远端，手部边缘近端的外侧[275]。作为一种球形的籽骨，它被嵌入尺侧腕屈肌的三角骨头上，如果肌肉松弛，它可以在各个方向上移动。将手置于旋前位置，手腕轻微弯曲，夹紧握力来固定豌豆骨。从这个位置上，可以很容易地测试豌豆骨的移动。尺侧腕屈肌的肌腱直接止于豌豆骨的近端。穿过豌豆骨和钩状骨止于掌侧第五掌骨基底部。

如果手腕被放置在等距尺偏位置，尺侧腕屈肌很容易被触诊。尺神经位于尺侧腕屈肌的桡侧面，并且在尺动脉末端（动脉搏动很弱，在此处很容易触及），尺神经不能被触诊。

尺管位于豌豆骨和钩骨钩附近（图 2.24）。在这条隧道里，尺骨神经分为一个浅层感觉分支和一个深层运动分支。在尺侧，这一浅支的分支会发出一种神经支配的感觉神经束，通过豌豆骨和钩骨钩，支配小鱼际肌。它的主

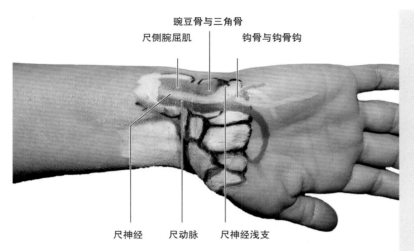

豌豆骨与三角骨
尺侧腕屈肌　　钩骨与钩骨钩

尺神经　　尺动脉　　尺神经浅支

图 2.23 掌侧触诊表面图。

要分支在桡侧经过钩骨钩，然后分成小的分支用于小指和无名指尺侧半的触觉神经支配（图 2.23）。神经在豌豆骨和钩骨钩之间卡压，导致支配小鱼际区域钩骨钩以及在小指和环指尺侧半感觉异常。

> **注解**
>
> 对尺管持续加压（如在循环运动中）会导致小鱼际、小指、环指尺侧半以及尺神经支配的整个区域（在某些情况下是由尺神经支配的手部内在肌）感觉异常（图 2.24）。

在桡侧，桡侧腕屈肌很容易看到并延伸到腕关节的掌侧第一肌腱室。桡动脉直接穿过该肌腱的侧面，可以清楚地感觉到桡骨掌侧平面的强而有力的搏动。在腕关节区域，它在舟骨结节之前转向背侧。如果从近端到远端跟随桡侧腕屈肌腱，在豌豆骨平面上，舟骨结节很容易触诊。在桡偏时，使手倾向于舟骨掌侧；在尺偏时，使手倾向于舟骨背侧。这些倾斜的运动可以被检测到。

桡动脉穿过舟骨延伸到鼻烟窝。这个过程中，它从拇长伸肌下穿过，继续穿过第一和第二掌骨间隙后延伸到掌侧，最后与掌深

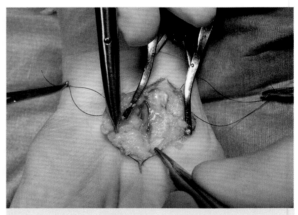

图 2.24 在尺管内进行尺神经减压术。

弓结合[85]。当肌肉放松时，桡动脉的搏动在鼻烟窝处就会隐约地触到。

掌长肌腱位于掌内侧，很容易看到，然而，在 15% 的人群中并不存在[208]。如果拇指和小指对掌，腕关节轻度弯曲，那么它很容易被触诊。掌长肌只在手的功能中起了很小的作用。桡侧腕屈肌、桡动脉和掌长肌也被称为"桡侧三重奏"（图 2.25）[60]。

大多角骨位于舟骨的外侧和远端。大多角骨在掌侧不能被触诊。小多角骨位于舟骨前方的远端（图 2.26）。月骨位于舟骨内侧，头状骨紧邻舟骨。这两块腕骨（头状骨和月骨）在掌侧不能触诊，因为腕管内的软组织将其

覆盖。

腕管是由八块腕骨组成。腕管的桡侧缘是由舟骨和小多角骨结节形成，而尺侧缘由豌豆骨和钩骨钩（图 2.27）形成。腕管的顶部由头状骨和月骨形成。屈肌支持带构成腕管的底部（图 2.26）。它起自上述的桡侧缘和尺侧缘。掌侧第三肌腱室，有四根指深屈肌和指浅屈肌。位于腕管深部的尺侧腕屈肌和掌长肌之间。此肌腱室不能被触诊。正中神经走行于掌长肌的尺侧正中。位于掌侧第三肌腱，它直接延伸到腕管中，分为运动支和感觉支（图 2.28）。掌长肌和正中神经也被称为"中间二重奏"。拇长屈肌，不能被触及或感知到，也位于腕管的掌侧第二肌腱室，桡侧腕屈肌和掌长肌之间。

实用技巧

腕管最常见的病变就是腕管综合征。正中神经的神经病变可由隧道狭窄或其体积的增加引起。在腕管综合征患者中，高达 85% 的病例发现了腱膜炎或掌侧第三肌腱室的慢性纤维化。这往往是重复受压的结果 [27]。

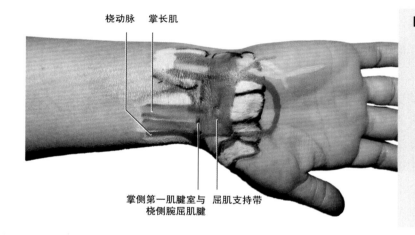

桡动脉　掌长肌

掌侧第一肌腱室与　屈肌支持带
桡侧腕屈肌腱

图 2.25　桡侧三重奏。

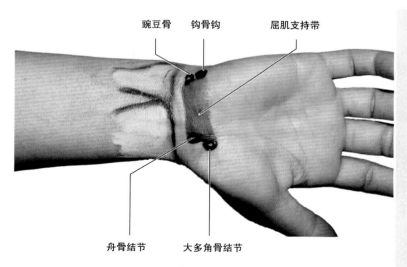

豌豆骨　钩骨钩　屈肌支持带

舟骨结节　大多角骨结节

图 2.26　屈肌支持带。

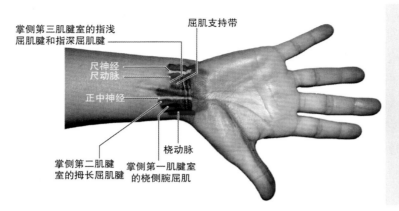

掌侧第三肌腱室的指浅
屈肌腱和指深屈肌腱

尺神经
尺动脉

正中神经

屈肌支持带

掌侧第二肌腱
室的拇长屈肌腱

掌侧第一肌腱室
的桡侧腕屈肌

桡动脉

图 2.27　掌侧第三肌腱室。

2.3.5　前臂掌侧外在肌的体表解剖

前臂掌侧肌肉深层，包括指深屈肌，拇长屈肌，旋前方肌，不能被触诊。前臂的肌肉浅层，包括尺侧腕屈肌、指浅屈肌、掌长肌、桡侧腕屈肌、旋前圆肌，可以有限的定位和触及（图 2.29）。

对于触诊来说，使用小指定位技术是很有帮助的，在这个技巧中，小指可以充当触诊手指的固定位置，同时测试时在某种程度上，它可以主动激活肌肉运动。检查者将其第五掌骨基底部放于内上髁。尺侧腕屈肌位于小指下，指浅屈肌位于环指下，掌长肌位于中指下，桡侧腕屈肌位于示指下，拇指下就是旋前圆肌。

2.3.6　手掌和手指的体表解剖

掌骨的背侧很容易触诊，但从掌侧的角度看，它们可以间接地被触诊。第一掌骨基底部和大多角骨，形成了拇指的腕掌关节（CMC）。在鼻烟窝远端很容易触诊关节间隙（图 2.3）。在拇指伸展过程中，第一掌骨基底部抵在检查者的示指上。通过轻微的向桡侧和远端滑动示指，可触及到第一掌骨基底部的凸起部位。桡侧和尺侧籽骨可以在第一个掌骨的远端部分的掌指关节（MCP）的掌侧被触诊（图 2.30）。拇短展肌止于拇指近节指骨底，拇收肌止于拇指近节指骨底。

第二掌骨基底部与大多角骨和小多角骨连

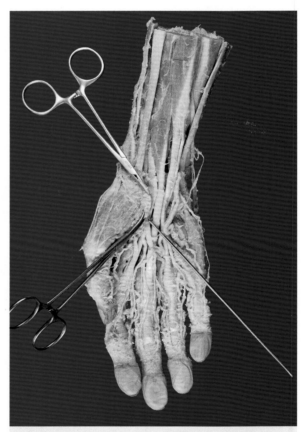

图 2.28　标本中的正中神经。探针的尖端指向正中神经。止血钳夹紧屈肌支持带。

接。第二 CMC 关节是固定的，在手背上很容易触诊，远端到小多角骨上。第三掌骨基底部由于桡侧的茎突而突出。其与头状骨构成非活动关节，在手背侧很容易触诊其远端。第四掌骨基底部与头状骨和钩骨共同形成一关节面。

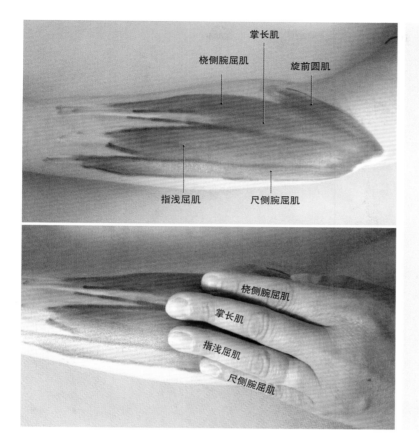

图 2.29　用于触诊前臂掌侧外在肌的小指定位技术。

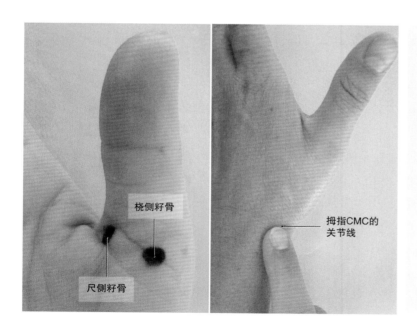

图 2.30　拇指 MCP 关节的桡侧和尺侧籽骨关节内空间。

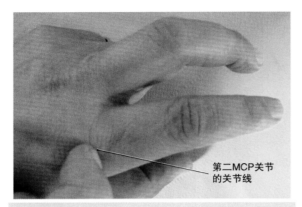

第二MCP关节
的关节线

图2.31 第二 MCP 关节的关节内空间。

其活动度很小，且在手背侧很容易触诊。第五掌骨基底部只有一面与钩骨接触，可使用与其他掌骨相同的检查技术来触及，其是所有掌骨关节中活动度最大的。触诊过程中，当其同时发生旋转时，第五掌骨头会在一定程度上向掌侧滑移[275]。

第二至第五掌骨的掌骨头都在远端。若示指位于近节指骨的基底部，那么具有感知的手指被动屈伸时，第二 MCP 关节的关节间隙就会被触碰到（图 2.31）。

掌侧腱膜很难被触诊，因为它牢固地附着在手掌的皮肤上。如果肌肉放松，并且检查者的技术也得到了良好的发展，手指的 A1 环状韧带在掌板区域也可以被触碰（图 2.32）。

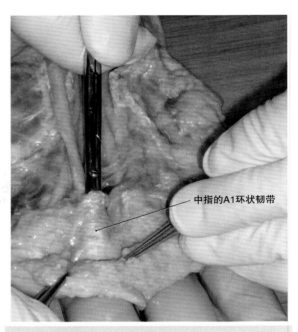

中指的A1环状韧带

图2.32 中指的 A1 环状韧带。

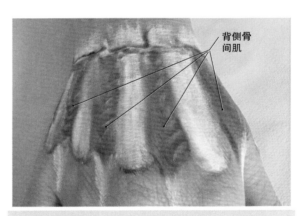

背侧骨
间肌

图2.33 背侧骨间肌。

实用技巧

狭窄性腱鞘炎（"扳机指"）通常发生在 Al 环形韧带的区域，最常见于 50 岁以上的患者[212]。在成人中，这种情况往往表现为屈肌肌腱与其滑膜结缔组织的增厚[212]。这种情况是由一种退化过程与短期过度使用引起的[212]。受影响的肌腱远近端粘连到了环状韧带上，患者可以通过增加肌肉力量来克服这一障碍，从而在屈曲和伸展的过程中引起受影响手指的特征性扳机动作。在以后的阶段，手指保持永久的伸展，或者更多见的，永久的屈曲[212]。如果不进行手术治疗，则可能因邻近手指关节囊的挛缩而加重[212]。在某些情况下，患者可能会在实际的触发动作中感受到严重的疼痛[212]。可的松注射和制动术只提供暂时的缓解；对于扳机指的最好的治疗方法是在关节韧带上进行治疗。狭窄性腱膜炎也可能出现在婴儿的拇指（"扳机拇指"）。在这种情况下，症状是由屈肌肌腱的增厚引起的。此时，也需要进行手术矫正。

2.3.7 大鱼际、手掌和小鱼际内在肌的体表解剖

所有的大鱼际肌和小鱼际肌都很容易触诊。在掌心，只有骨间肌背侧可触诊（图2.33）。掌侧骨间肌被坚硬的掌腱膜和位于骨间肌之间的蚓状肌覆盖。

拇收肌和第一骨间肌背侧，在拇指和示指

之间的虎口区域很容易触诊。示指定位技术，就是将示指作为触诊手指的支柱，用来分辨其他拇指部位的肌肉（图2.34）。示指放于第一掌骨桡侧外部。拇对掌肌就位于示指下，拇短展肌位于中指下，拇短屈肌就位于环指下，拇收肌的横头就位于小指下。

骨间肌背侧可在第二和第五掌骨之间触诊。环指定位技术用来区分个体鱼际肌之间（图2.35）。环指放于小鱼际的外侧面，小指不要接触皮肤。那么小指展肌就位于环指下，小指屈肌就位于中指下，以及小指对掌肌就位于示指下。小鱼际的病理状态是罕见的。

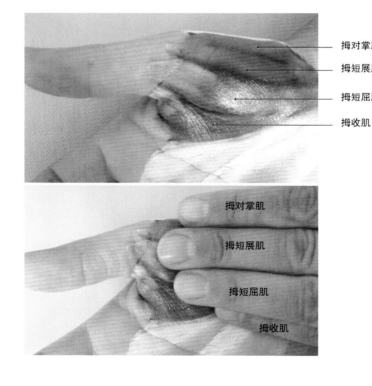

拇对掌肌
拇短展肌
拇短屈肌
拇收肌

拇对掌肌
拇短展肌
拇短屈肌
拇收肌

图 2.34 用于触诊大鱼际肌的示指定位技术。

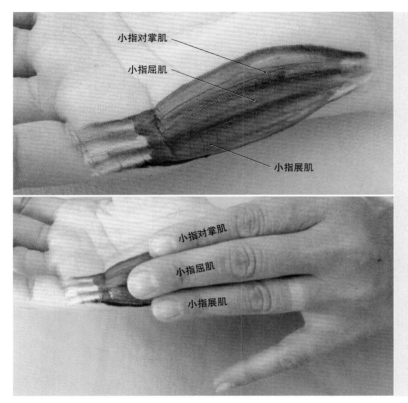

图 2.35 触诊小鱼际肌的示指定位技术。

参考文献

[1] Aebriot JH. The metacarpophalangeal joint of the thumb. In: Tubiana R, ed. The Hand. Philadelphia: Saunders; 1981

[2] Apfel E. The effect of thumb interphalangeal joint position on strength of key pinch. J Hand Surg Am 1986; 11(1):47–51

[3] Appell HJ, Stang-Voss C. Funktionelle Anatomie. 4th ed. Heidelberg: Springer; 2008: 60–61

[4] Ash HE, Unsworth A. Proximal interphalangeal joint dimensions for the design of a surface replacement prosthesis. Proc Inst Mech Eng H 1996; 210(2):95–108

[5] Ateshian GA, Rosenwasser MP, Mow VC. Curvature characteristics and congruence of the thumb carpometacarpal joint: differences between female and male joints. J Biomech 1992; 25(6):591–607

[6] Backhouse KM. Mechanical factors influencing normal and rheumatoid metacarpophalangeal joints. Ann Rheum Dis 1969; 28(5) Suppl.:15–19

[7] Bade H, Schubert M, Koebke J. Functional morphology of the deep transverse metacarpal ligament. Ann Anat 1994; 176(5):443–450

[8] Bartels R, Bartels H. Haut, Schmerz und Lagesinn. In: Jürgens KD, ed. Physiologie—Lehrbuch der Funktionen des menschlichen Körpers. 7th ed. Munich: Elsevier; 2004: 272

[9] Barton NJ. Fractures and joint injuries of the hand. In: Wilson JN, ed. Fractures and joint injuries. 6th ed. New York: Churchill Livingstone; 1982

[10] Basmajian JV. Electromyography—dynamic gross anatomy: a review. Am J Anat 1980; 159(3):245–260

[11] Batmanabane M, Malathi S. Movements at the carpometacarpal and metacarpophalangeal joints of the hand and their effect on the dimensions of the articular ends of the metacarpal bones. Anat Rec 1985; 213(1):102–110

[12] Bausenhardt D. Über das Carpo-Metacarpalgelenk des Daumens. Z Anat Entwickl Gesch 1949/1950; 114:250–250

[13] Bauman TD, Gelberman RH, Mubarak SJ, Garfin SR. The acute carpal tunnel syndrome. Clin Orthop Relat Res 1981(156):151–156

[14] Bechmann I, Nitsch R et al. Zentrales Nervensystem, Systemanervosum centrale, Gehirn, Encephalon und Rückenmark, Medulla spinalis. In: Fanghänel J, Pera F, Anderhuber F, Nitsch R, eds. Waldeyer. Anatomie des Menschen. 17th ed. Berlin: de Gruyter; 2003: 481

[15] Berger A, Towfigh H, Hierner R. Rekonstruktive Eingriffe an der Hand. In: Schmit-Neuerburg KP, Towfigh H, Letsch R, eds. Ellenbogen, Unterarm, Hand. Tscherne Unfallchirurgie. Vol 2. Berlin: Springer; 2001: 519

[16] Berger RA, Blair WF. The radioscapholunate ligament: a gross and histologic description. Anat Rec 1984; 210(2):393–405

[17] Berger RA, Landsmeer JMF. The palmar radiocarpal ligaments: a study of adult and fetal human wrist joints. J Hand Surg Am 1990; 15(6):847–854

[18] Berger RA. The anatomy of the ligaments of the wrist and distal radioulnar joints. Clin Orthop Relat Res 2001(383):32–40

[19] Bert JM, Linscheid RL, McElfresh EC. Rotatory contracture of the forearm. J Bone Joint Surg Am 1980; 62(7):1163–1168

[20] Bettinger PC, Linscheid RL, Berger RA, Cooney WP III An KN. An anatomic study of the stabilizing ligaments of the trapezium and trapeziometacarpal joint. J Hand Surg Am 1999; 24(4):786–798

[21] Böhler J, Ender HG. Pseudarthrosis of the scaphoid. [Article in German.] Orthopäde 1986; 15(2):109–120

[22] Böhringer G. Arthroskopie des Handgelenks. In: Schmit-Neuerburg KP, Towfigh H, Letsch R., eds. Ellenbogen, Unterarm, Hand. Tscherne Unfallchirurgie. Vol 1. Berlin, Heidelberg: Springer; 2001: 267–269

[23] Bonnel F, Mailhe P, Allieu Y et al. The general anatomy and endoneural fascicular arrangement of the median nerve at the wrist. Anat Clin 1981; 2:201–207

[24] Bonnel F, Allieu Y. Radioulnocarpal and mediocarpal articulations. Anatomic organization and biomechanical bases. [Article in French.] Ann Chir Main 1984; 3(4):287–296

[25] Bowe A, Doyle L, Millender LH. Bilateral partial ruptures of the flexor carpi radialis tendon secondary to trapezial arthritis. J Hand Surg Am 1984; 9(5):738–739

[26] Bowers WH. The anatomy of the interphalangeal joint. In: Bowers WH, ed. The Hand and Upper Limb. Vol 1: The Interphalangeal Joint. Edinburgh: Churchill Livingstone; 1987

[27] Buchberger W, Schmitt R. Carpal Tunnel Syndrome. In: Schmitt R, Lanz U, eds. Diagnostic Imaging of the Hand. Stuttgart and New York: Thieme Publishers; 2007: 524–531

[28] Buck-Gramcko D, Helbig B. Daumensattelgelenksarthrose. Stuttgart: Hippokrates; 1994

[29] Bunnell P. Surgery of the Hand. 5th ed. Philadelphia: J.B. Lippincott; 1970

[30] Camper P. Demonstrationum anatomico-pathologicarum liber primus. Continens brachii humani fabricum et morbos. Amstelaedami 4, 19 (1760). In: Spinner M. Kaplan's Functional and Surgical Anatomy of the Hand. 3rd ed. Philadelphia: J.B. Lippincott; 1984

[31] Candiollo L. Comparative anatomical studies on the tensor tympani muscle, with reference to proprioceptive innervation. [Article in Italian.] Z Zellforsch Mikrosk Anat 1965; 67(1):34–56

[32] Chase RA. Anatomy and kinesilogy of the hand. In: Jupiter JB, ed. Flynn's Hand Surgery. 4th ed. Baltimore: Williams and Wilkins; 1990

[33] Cobb TK, Dalley BK, Posteraro RH, Lewis RC. Anatomy of the flexor retinaculum. J Hand Surg Am 1993; 18(1):91–99

[34] Cooney WP III Lucca MJ, Chao EY, Linscheid RL. The kinesiology of the thumb trapeziometacarpal joint. J Bone Joint Surg Am 1981; 63(9):1371–1381

[35] Crisco JJ, Coburn JC, Moore DC, Akelman E, Weiss AP, Wolfe SW. In vivo radiocarpal kinematics and the dart thrower's motion. J Bone Joint Surg Am 2005; 87(12):2729–2740

[36] Darrow JCJ Jr, Linscheid RL, Dobyns JH, Mann JM III, Wood MB, Beckenbaugh RD. Distal ulnar recession for disorders of the distal radioulnar joint. J Hand Surg Am 1985; 10(4):482–491

[37] De Krom MCTFM, Rensema JW, Lataster LMA et al. The connective tissue apparatus in the region of the carpal tunnel. Verh Anat Ges 1987; 81:335–336

[38] Denman EE. The anatomy of the space of Guyon. Hand 1978; 10(1):69–76

[39] Denman EE. The anatomy of the incision for carpal tunnel decompression. Hand 1981; 13(1):17–28

[40] Dobyns J, Linscheid R. Traumatic instability of the wrist. Instr Course Lect 1975; 24:182–199

[41] Drewniany JJ, Palmer AK, Flatt AE. The scaphotrapezial ligament complex: an anatomic and biomechanical study. J Hand Surg Am 1985; 10(4):492–498

[42] Dubousset JF. The digital joint. In: Tubiana R, ed. The Hand. Vol 1. Philadelphia: Saunders; 1981

[43] Duchenne GBA. – De Boulogne (1867). Physiologie des mouvements. In: Réédition en facsimilié. Ann Med Physique, Lille 1959: ed. Translated by E.B. Kaplan (1949). Philadelphia and London: W.B. Saunders

[44] Eaton RG, Littler JW. A study of the basal joint of the thumb. Treatment of its disabilities by fusion. J Bone Joint Surg Am 1969; 51(4):661–668

[45] Eaton RG. Joint Injuries of the Hand. Springfield: C.C. Thomas; 1971

[46] Eaton RG, Littler JW. Ligament reconstruction for the painful thumb carpometacarpal joint. J Bone Joint Surg Am 1973; 55(8):1655–1666

[47] Eaton RG, Glickel SZ, Littler JW. Tendon interposition arthroplasty for degenerative arthritis of the trapeziometacarpal joint of the

thumb. J Hand Surg Am 1985; 10(5):645–654

[48] Ebskov B. De motibus motorisbusque pollicis humani [Dissertation]. Copenhagen: University of Copenhagen; 1970

[49] Ekenstam F. Anatomy of the distal radioulnar joint. Clin Orthop Relat Res 1992(275):14–18

[50] El-Bacha A. The carpometacarpal joints (excluding the trapezio-metacarpal). In: Tubiana R, ed. The Hand. Vol 1. Philadelphia: Saunders; 1981

[51] el-Gammal TA, Steyers CM, Blair WF, Maynard JA. Anatomy of the oblique retinacular ligament of the index finger. J Hand Surg Am 1993; 18(4):717–721

[52] Engelhardt E, Schmidt HM. Zur klinischen Anatomie der Dorsalaponeurose der Finger beim Menschen. Verh Anat Ges 1987; 81:311–313

[53] Epner RA, Bowers WH, Guilford WB. Ulnar variance—the effect of wrist positioning and roentgen filming technique. J Hand Surg Am 1982; 7(3):298–305

[54] Eyler DL, Markee JE. The anatomy and function of the intrinsic musculature of the fingers. J Bone Joint Surg Am 1954; 36-A(1):1–9, passim

[55] Fahrer M. The proximal end of the palmar aponeurosis. Hand 1980; 12(1):33–38

[56] Faller A, Schünke M. The Human Body—An Introduction to Structure and Function. Stuttgart and New York: Thieme Publishers; 2004: 585–589

[57] Fick A. Die Gelenke mit sattelförmigen Flächen. Z Med 1854; 4:314–321

[58] Fick R. Handbuch der Anatomie und Mechanik der Gelenke. Part 1: Anatomie der Gelenke. In: von Bardeleben K. Handbuch der Anatomie des Menschen. Jena: Gustav Fischer; 1904

[59] Filler TJ, Peuker ET, Pera F, et al. Bauplan des menschlichen Körpers. In: Fanghänel J, Pera F, Anderhuber F, Nitsch R, eds. Waldeyer. Anatomie des Menschen. 17th ed. Berlin: de Gruyter; 2003: 47

[60] Firbas W. Bewegungsapparat I. Anatomie, Embryologie, Physiologie und Stoffwechselkrankheiten. In: Netter FH. Farbatlanten der Medizin. Vol 7. Stuttgart: Thieme 1992: 46, 51–56, 60, 70

[61] Fischer A. Die Ringbänder der digitalen Sehnenscheiden der menschlichen Hand [Inaugural-Dissertation]. Münster: Westfälische Wilhelms-Universität Münster; 1996

[62] Fisk GR. The influence of the transverse carpal ligament (flexor retinaculum) on carpal stability. Ann Chir Main 1984; 3(4):297–299

[63] Fisk GR. The wrist. J Bone Joint Surg Br 1984; 66(3):396–407

[64] Flatt AE. The pathomechanics of the ulnar drift. A biomechanical and clinical study [Dissertation]. Social and Rehabilitation Services. University of Iowa; 1971

[65] Flatt AE. The Care of the Rheumatoid Hand. 3rd ed. St. Louis: C.V. Mosby; 1974

[66] Förstner H. The distal radio-ulnar joint. Morphologic aspects and surgical orthopedic consequences. [Article in German.] Unfallchirurg 1987; 90(11):512–517

[67] Forwood M, Kippers V. Biomechanics of the thumb [Dissertation]. University of Queensland; 2000

[68] Frank WE, Dobyns J. Surgical pathology of collateral ligamentous injuries of the thumb. Clin Orthop Relat Res 1972; 83(83):102–114

[69] Fruhstorfer H. Somatoviszerale Sensibilität. In: Klinke R, Silbernagl S, eds. Lehrbuch der Physiologie. 4th ed. Stuttgart: Thieme; 2003: 555–562

[70] Gabl M, Zimmermann R, Angermann P et al. The interosseous membrane and its influence on the distal radioulnar joint. An anatomical investigation of the distal tract. J Hand Surg [Br] 1998; 23(2):179–182

[71] Gad P. The anatomy of the volar part of the capsules of the finger joints. J Bone Joint Surg Br 1967; 49(3):362–367

[72] Genda E, Horii E. Theoretical stress analysis in wrist joint—neutral position and functional position. J Hand Surg [Br] 2000; 25(3):292–295

[73] Gigis PI, Kuczynski K. The distal interphalangeal joints of human fingers. J Hand Surg Am 1982; 7(2):176–182

[74] Gościcka D, Stepień J, Gościcka J. Long palmar muscle (M. palmaris longus) in human fetuses. [Article in German.] Gegenbaurs Morphol Jahrb 1981; 127(2):292–299

[75] Gosset J. Dupuytren's disease and the anatomy of the palmo-digital aponeurosis. [Article in French.] Ann Chir 1967; 21(9):554–565

[76] Grapow M. Die Anatomie und physiologische Anatomie der Palmaraponeurose. Arch Anat Physiol 1887: 143–158

[77] Gratzer J, Vökt CA, Brenner P. Morphological and functional interface between palmar plates of metacarpophalangeal joints and intrinsic muscle of the hand. [Article in German.] Handchir Mikrochir Plast Chir 2001; 33(5):299–309

[78] Gray H, Williams P, Warwick R, Dyson M, Bannister LH. Gray's Anatomy. 37th ed. New York: Churchill Livingstone; 1989

[79] Greulich M. Experimentelle und klinische Untersuchungen zur Naht von Beugesehnen im Sehnenscheidenbereich der Finger [Habilitation]. Würzburg; 1982

[80] Gschwend N. Rhizarthrose Akt Rheumatol 1986; 11:51–52

[81] Hakstian RW, Tubiana R. Ulnar deviation of the fingers. The role of joint structure and function. J Bone Joint Surg Am 1967; 49(2):299–316

[82] Hara T, Horii E, An KN, Cooney WP, Linscheid RL, Chao EY. Force distribution across wrist joint: application of pressure-sensitive conductive rubber. J Hand Surg Am 1992; 17(2):339–347

[83] Harris EF, Aksharanugraha K, Behrents RG. Metacarpophalangeal length changes in humans during adulthood: a longitudinal study. Am J Phys Anthropol 1992; 87(3):263–275

[84] Hazelton FT, Smidt GL, Flatt AE, Stephens RI. The influence of wrist position on the force produced by the finger flexors. J Biomech 1975; 8(5):301–306

[85] Helmberger T, Schmitt R. Arteriography. In: Schmitt R, Lanz U, eds. Diagnostic Imaging of the Hand. Stuttgart and New York: Thieme Publishers; 2007: 36–44

[86] Hempfling H. Farbatlas der Arthroskopie großer Gelenke. Vol 1. Stuttgart: Fischer; 1995

[87] Henle J. Handbuch der Bänderlehre des Menschen. 2nd ed. Braunschweig: Vieweg; 1872

[88] Heuck A, Scmitt R, Hahn P. Soft-Tissue Lesions Caused by Overuse and Sports. In: Schmitt R, Lanz U, eds. Diagnostic Imaging of the Hand. Stuttgart and New York: Thieme Publishers; 2007: 335–350

[89] Hintringer W, Leixnering M. Osseous or ligamentous injuries of the phalango-interphalangeal joint and their treatment. [Article in German.] Handchir Mikrochir Plast Chir 1991; 23(2):59–66

[90] Hoch J, Fritsch H, Frenz C. Does osseous extensor tendon avulsion or rupture really exist? Histologic plastination studies of insertion of the extensor aponeurosis and significance for operative therapy. [Article in German.] Chirurg 1999; 70(6):705–712

[91] Hochschild J. Functional Anatomy for Physical Therapists. Stuttgart: Thieme; 2016

[92] Hogikyan JV, Louis DS. Embryologic development and variations in the anatomy of the ulnocarpal ligamentous complex. J Hand Surg Am 1992; 17(4):719–723

[93] Hollister A, Giurintano DJ. Thumb movements, motions, and moments. J Hand Ther 1995; 8(2):106–114

[94] Hulsizer D, Weiss AP, Akelman E. Ulna-shortening osteotomy after failed arthroscopic debridement of the triangular fibrocartilage complex. J Hand Surg Am 1997; 22(4):694–698

[95] Ikebuchi Y, Murakami T, Ohtsuka A. The interosseous and lumbrical muscles in the human hand, with special reference to the insertions of the interosseous muscles. Acta Med Okayama 1988; 42(6):327–334

[96] Imaeda T, An KN, Cooney WP III Linscheid R. Anatomy of trapeziometacarpal ligaments. J Hand Surg Am 1993; 18(2):226–231

[97] Jackson WT, Viegas SF, Coon TM, Stimpson KD, Frogameni AD, Simpson JM. Anatomical variations in the first extensor compartment of the wrist. A clinical and anatomical study. J Bone Joint Surg Am 1986; 68(6):923–926

[98] Jacobson MD, Raab R, Fazeli BM, Abrams RA, Botte MJ, Lieber RL.

Architectural design of the human intrinsic hand muscles. J Hand Surg Am 1992; 17(5):804–809

[99] Johnson RK, Shrewsbury MM. The pronator quadratus in motions and in stabilization of the radius and ulna at the distal radioulnar joint. J Hand Surg Am 1976; 1(3):205–209

[100] Jovers B. Zur Anatomie der Mittelhandstrukturen [Inaugural-Dissertation]. Würzburg; 1991

[101] Jürgens D. Der Bewegungsapparat. In: Huch R, Jürgens D, eds. Mensch, Körper, Krankheit. Munich, Jena: Urban & Fischer; 2007: 128

[102] Kahle W. Color Atlas of Human Anatomy. Vol 3. 7th ed. Stuttgart: Thieme; 2015: 74–83

[103] Kanaval AB. Infections of the Hand. 7th ed. Philadelphia: Lea & Febiger; 1939

[104] Kandel ER, Schwartz JH, Jessell T. Principles of Neural Science. 4th ed. New York and London: McGraw-Hill; 2000

[105] Kapandji IA. Physiologie Articulaire, Vol 1. Paris: Maloine; 1963

[106] Kapandji IA. Funktionelle Anatomie der Gelenke. 3rd ed. Thieme: Stuttgart;1980;138, 148, 190

[107] Kapandji IA. Biomechanics of the interphalangeal joint of the thumb. In: Tibiana R, ed. The Hand. Vol 1. Philadelphia: Saunders; 1981

[108] Kapandji IA. The Physiology of the Joints. Vol 1. 5th ed. New York: Churchill Livingstone; 1982

[109] Kapandji A. Biomechanics of the carpus and wrist joint. [Article in German.] Orthopade 1986; 15(2):60–73, 144

[110] Kaplan EB. Functional and Surgical Anatomy of the Hand. 3rd ed. Philadelphia: J.B. Lippincott; 1984

[111] Katzman BM, Klein DM, Garven TC, Caligiuri DA, Kung J. Comparative histology of the annular and cruciform pulleys. J Hand Surg [Br] 1999; 24(3):272–274

[112] Kauer JMG. The collateral ligament function in the wrist joint. Acta Morphol Neerl Scand 1979; 17:252–253

[113] Kauer JMG. Functional anatomy of the wrist. Clin Orthop Relat Res 1980(149):9–20

[114] Kauer JMG. Functional anatomy of the carpometacarpal joint of the thumb. Clin Orthop Relat Res 1987(220):7–13

[115] Kaufmann P. Bewegungsapparat. In: Schiebler HT, ed. Anatomie. 9th ed. Heidelberg: Springer; 2005: 269–272

[116] Keller HP, Lanz U. Stenosing tendovaginitis of the flexor carpi radialis tendon. [Article in German.] Handchir Mikrochir Plast Chir 1984; 16(4):236–237

[117] Kenesi C. The interphalangeal joints of the fingers. Anat Clin 1981; 3:41–48

[118] Keon-Cohen B. De Quervain's disease. J Bone Joint Surg Br 1951; 33-B(1):96–99

[119] Kihara H, Short WH, Werner FW, Fortino MD, Palmer AK. The stabilizing mechanism of the distal radioulnar joint during pronation and supination. J Hand Surg Am 1995; 20(6):930–936

[120] Kim PR, Giachino AA, Uhthoff HK. Histologic analysis of fetal ulnar variance. J Hand Surg Am 1996; 21(1):114–116

[121] Klein C. Klinische Anatomie des Muskelsehnenkomplexes des M. extensor carpi ulnaris [Dissertation]. Bonn, 1996

[122] Kline SC, Moore JR. The transverse carpal ligament. An important component of the digital flexor pulley system. J Bone Joint Surg Am 1992; 74(10):1478–1485

[123] Knott C, Schmidt HM. Connective tissue reinforcing structures of the digital tendon sheaths of the human hand. [Article in German.] Gegenbaurs Morphol Jahrb 1986; 132(1):1–28

[124] Koebke J, Thomas W. Biomechanical investigations on the aetiology of arthrosis of the first carpometacarpal joint (author's transl). [Article in German.] Z Orthop Ihre Grenzgeb 1979; 117(6):988–994

[125] Koebke J, Thomas W. Funktionell-morphologische Untersuchungen zur Daumensattelgelenkarthrose. Verh Anat Ges 1979; 73:181–184

[126] Koebke J, Thomas W, Winter HJ. The dorsal metacarpal ligament I and arthrosis of the saddle joint of the thumb. [Article in German.] Morphol Med 1982; 2(1):1–8

[127] Koepke J, Peters D. Zur Torsionder Ossametacarpalia II–V. Verh Anat Ges 1991; 85 Suppl170:205–206

[128] Kraemer BA, Gilula LA. Anatomy affecting the metacarpal and phalangeal bones of the hand. In: Gilula LA, Yin Y, eds. Imaging of the Wrist and Hand. Philadelphia: Saunders; 1996

[129] Krebs H. Experiences with therapy of 350 cases of Dupuytren's contraction (author's transl). [Article in German.] Langenbecks Arch Chir 1975; 338(1):67–80

[130] Kuczynski K. Less-known aspects of the proximal interphalangeal joints of the human hand. Hand 1975; 7(1):31–33

[131] Kuhlmann N, Gallaire M, Pineau H. Displacements of the navicular and lunarium during the wrist movements (author's transl). [Article in French.] Ann Chir 1978; 32(9):543–553

[132] Kuhlmann JN. Experimentelle Untersuchungen zur Stabilität und Instabilität des Karpus. In: Nigst H. Frakturen, Luxationen und Dissoziationen der Karpalknochen. Stuttgart: Hippokrates; 1982

[133] Kuhlmann JN, Tubiana R. Mécanisme du poignet normal. In: Razemon JP, Fisk GR, eds. Le Poignet, Paris: Expansion Scientifique Francaise; 1983

[134] Kuhlmann JN, Guerin-Surville H, Baux S. The carpal synovial sheaths and their vascularization. [Article in French.] Bull Assoc Anat (Nancy) 1992; 76(233):27–34

[135] Kummer B. Biomechanik—Form und Funktion des Bewegungsapparates. Cologne DeutscherÄrzteverlag 2005; 461:470–471

[136] von Lanz T, Wachsmuth W. Praktische Anatomie 1. Vol 3. Chapter – Arm. 2nd ed. Berlin: Springer; 1959

[137] von Lanz T, Wachsmuth W. Praktische Anatomie 1. Vol 4. Chapter – Arm. 2nd ed. Berlin: Springer; 1959

[138] Landsmeer JM. The anatomy of the dorsal aponeurosis of the human finger and its functional significance. Anat Rec 1949; 104(1):31–44

[139] Landsmeer JMF. Anatomical and functional investigations of the human finger and its functional significance. Acta Anat (Basel) 1955; 25 Suppl 24:1–69

[140] Landsmeer JMF, Ansingh HR. X-ray observations on rotations of the fingers in the metacarphophalangel joints. Acta Anat (Basel) 1957; 30:404410

[141] Landsmeer JMF. Atlas of Anatomy of the Hand. Edinburgh: Churchill Livingstone;1976

[142] Leeuw B. The stratigraphy for the dorsal wrist region as basis for an investigation of the position of the M. extensor carpi ulnaris in pronation and Supination of the forearm [Dissertation]. University of Leiden; 1962

[143] Legrand JJ. The lunate bone: a weak link in the articular column of the wrist. Anat Clin 1983; 5:57–64

[144] Leibovic SJ, Bowers WH. Anatomy of the proximal interphalangeal joint. Hand Clin 1994; 10(2):169–178

[145] Lengsfeld M, Strauss JM, Koebke J. Functional importance of the m. extensor carpi ulnaris for distal radioulnar articulation. [Article in German.] Handchir Mikrochir Plast Chir 1988; 20(5):275–278

[146] Lichtman DM, Schneider JR, Swafford AR, Mack GR. Ulnar midcarpal instability-clinical and laboratory analysis. J Hand Surg Am 1981; 6(5):515–523

[147] Lichtman DM, Bruckner JD, Culp RW, Alexander CE. Palmar midcarpal instability: results of surgical reconstruction. J Hand Surg Am 1993; 18(2):307–315

[148] Linscheid RL. Kinematic considerations of the wrist. Clin Orthop Relat Res 1986(202):27–39

[149] Loeweneck H. Funktionelle Anatomie für Krankengymnasten. 2nd ed. Munich: Pflaum; 1994: 185–186

[150] Logan SE, Nowak MD, Gould PL, Weeks PM. Biomechanical behavior of the scapholunate ligament. Biomed Sci Instrum 1986; 22:81–85

[151] Lohmann AHM. Vorm en Beweging. Utrecht: Bohn, Scholtema en Holkema; 1986

[152] Low CK, Pereira BP, Ng RT, Low YP, Wong HP. The effect of the extent of A1 pulley release on the force required to flex the digits. A cadaver study on the thumb, middle and ring fingers. J Hand Surg [Br] 1998; 23(1):46–49

[153] Macconaill MA. The mechanical anatomy of the carpus and its bearings on some surgical problems. J Anat 1941; 75(Pt 2):166–175

[154] McFarlane RM, Curry GI, Evans HB. Anomalies of the intrinsic

muscles in camptodactyly. J Hand Surg Am 1983; 8(5 Pt 1):531–544

[155] Malik AM, Schweitzer ME, Culp RW, Osterman LA, Manton G. MR imaging of the type II lunate bone: frequency, extent, and associated findings. AJR Am J Roentgenol 1999; 173(2):335–338

[156] Mall EG. Die Palmarplatte der Fingergelenke. Makroskopische densi-tometrische und histologische Untersuchungen [Dissertation]. Cologne; 1994

[157] Martin BF. The annular ligament of the superior radio-ulnar joint. J Anat 1958; 92(3):473–482

[158] Mashoof AA, Levy HJ, Soifer TB, Miller-Soifer F, Bryk E, Vigorita V. Neural anatomy of the transverse carpal ligament. Clin Orthop Relat Res 2001 386:218–221

[159] Massey EW, Pleet AB. Handcuffs and cheiralgia paresthetica. Neurol-ogy 1978; 28(12):1312–1313

[160] Matthijs O, van Paridon-Edauw D, Winkel D. Manuelle Therapie der peripheren Gelenke. Ellenbogen Hand. Vol 2. Munich: Urban & Fischer; 2003: 3–12, 41–51, 129–171

[161] Mayfield JK, Johnson RP, Kilcoyne RF. The ligaments of the human wrist and their functional significance. Anat Rec 1976; 186(3):417–428

[162] Mayfield JK. Wrist ligamentous anatomy and pathogenesis of carpal instability. Orthop Clin North Am 1984; 15(2):209–216

[163] Meinel A. Dupuytren contracture: new aspects on form pathogene-sis and surgical principle. [Article in German.] Handchir Mikrochir Plast Chir 1999; 31(5):339–345

[164] Merle M, Rehart S. Chirurgie der Hand—Rheuma—Arthrose—Nerve-nengpässe. Stuttgart: Thieme; 2009: 429–430

[165] Meuli HC, Dbaly J. Zur Phylogenese, Anatomie und Biomechanikder Mittelhand. In: Segmüller G, Huber H, eds. Das Mittelhandskelett in der Klinik. Bern: Huber: 1978

[166] Millesi H. Zur Pathogenese und Therapie der Dupuytren-Kontraktur. Ergeb Chir Orthop 1965; 47:51–101

[167] Millesi H. Dupuytren-Kontraktur. In: Nigst H, Buck-Gramcko D, Mil-lesi H, ed. Handchirurgie. Stuttgart: Thieme; 1981: 15

[168] Minami A, An KN, Cooney WP III Linscheid RL, Chao EY. Ligamentous structures of the metacarpophalangeal joint: a quantitative anatom-ic study. J Orthop Res 1984; 1(4):361–368

[169] Möricke KD. Zur Herkunft und Funktion des ulnaren Diskus am Handgelenk. Morphol Jb 1963; 105:365–374

[170] Momose T, Nakatsuchi Y, Saitoh S. Contact area of the trapeziometa-carpal joint. J Hand Surg Am 1999; 24(3):491–495

[171] Moritomo H, Viegas SF, Nakamura K, Dasilva MF, Patterson RM. The scaphotrapezio-trapezoidal joint. Part 1: An anatomic and radio-graphic study. J Hand Surg Am 2000; 25(5):899–910

[172] Moritomo H, Apergis EP, Herzberg G, Werner FW, Wolfe SW, Garcia-Elias M. 2007 IFSSH committee report of wrist biomechanics com-mittee: biomechanics of the so-called dart-throwing motion of the wrist. J Hand Surg Am 2007; 32(9):1447–1453

[173] Morris H. The Anatomy of the Joints of Man. London;1879

[174] Muckart RD. Stenosing tendovaginitis of abductor pollicis longus and extensor pollicis brevis at the radial styloid (de Quervain's dis-ease). Clin Orthop Relat Res 1964; 33(33):201–208

[175] Mumenthaler M, Stöhr M, Müller-Vahl H. Läsionen peripherer Nerven und radikuläre Syndrome. 9th ed. Stuttgart: Thieme; 2007: 258–260

[176] Napier JR. The form and function of the carpo-metacarpal joint of the thumb. J Anat 1955; 89(3):362–369

[177] Navarro A. Anales del Instituto de Clinica Quirurgica Y Cirurgia Experimental. Montevideo: Imprenta Artistica de Dornaleche Hnos; 1935

[178] Navarro A. Anatomia y fisiologia del carpo. Ann Inst Clin Quir Chir Exp 1937; 1:162–250

[179] Netscher D, Mosharrafa A, Lee M et al. Transverse carpal ligament: its effect on flexor tendon excursion, morphologic changes of the carpal canal, and on pinch and grip strengths after open carpal tun-nel release. Plast Reconstr Surg 1997; 100(3):636–642

[180] Netscher D, Dinh T, Cohen V, Thornby J. Division of the transverse carpal ligament and flexor tendon excursion: open and endoscopic carpal tunnel release. Plast Reconstr Surg 1998; 102(3):773–778

[181] Oberlin C, Daunois O, Oberlin F. Scapho-trapezo-trapezoid arthrosis. Its effects on the carpus. [Article in French.] Ann Chir Main Memb Super 1990; 9(3):163–167

[182] Orset G, Lebreton E, Assouline A, Giordano P, Denis F, Pomel G. The axial orientation of the phalanges following the curling up of the fin-gers. [Article in French.] Ann Chir Main Memb Super 1991; 10 (2):101–107

[183] Örü M. Biomechanische Aspekte und postoperative Ergebnisse nach Resektions-Interpositions-Arthroplastik mit der hälftig gestielten Musculus-flexor-carpi-radialis-Sehne bei Rhizarthrose [Disserta-tion]. Hannover: Medizinische Hochschule Hannover; 2006

[184] Pagalidis T, Kuczynski K, Lamb DW. Ligamentous stability of the base of the thumb. Hand 1981; 13(1):29–36

[185] Pahnke JW. Über die Articulationes metaphalangeales und inter-phalangeales der menschlichen Hand [Dissertation]. Würzburg; 1987

[186] Paley D, McMurtry RY, Cruickshank B. Pathologic conditions of the pisiform and pisotriquetral joint. J Hand Surg Am 1987; 12(1):110–119

[187] Palmer AK, Werner FW. The triangular fibrocartilage complex of the wrist—anatomy and function. J Hand Surg Am 1981; 6(2):153–162, 189

[188] Palmer AK, Skahen JR, Werner FW, Glisson RR. The extensor retinac-ulum of the wrist: an anatomical and biomechanical study. J Hand Surg [Br] 1985; 10(1):11–16

[189] Palmer AK, Werner FW, Murphy D, Glisson R. Functional wrist motion: a biomechanical study. J Hand Surg Am 1985; 10 (1):39–46

[190] Palmer AK, Werner FW. Biomechanics of the distal radioulnar joint. Clin Orthop Relat Res 1984(187):26–35

[191] Pechlaner S, Putz R. Traumatic scapho-lunate dissociation. Function-al analysis, surgical therapy and results. [Article in German.] Aktuelle Traumatol 1987; 17:1–8

[192] Peck VE, Wedel AH. Funktionsfelder des Großhirns. In: Zalpour C, ed. Anatomie—Physiologie. Munich: Urban & Fischer; 2010: 173–174

[193] Petrie S, Collins J, Solomonow M, Wink C, Chuinard R. Mechano-receptors in the palmar wrist ligaments. J Bone Joint Surg Br 1997; 79(3):494–496

[194] Pieron AP. The mechanism of the first carpometacarpal (CMC) joint. An anatomical and mechanical analysis. Acta Orthop Scand Suppl 1973; 148:1–104

[195] Plato CC, Norris AH. Bone measurements of the second metacarpal and grip strength. Hum Biol 1980; 52(1):131–149

[196] Plato CC, Wood JL, Norris AH. Bilateral asymmetry in bone measure-ments of the hand and lateral hand dominance. Am J Phys Anthropol 1980; 52(1):27–31

[197] Plato CC, Purifoy FE. Age, sex and bilateral variability in cortical bone loss and measurements of the second metacarpal. Growth 1982; 46 (2):100–112

[198] Platzer W. Color Atlas of Human Anatomy. 7th ed. Stuttgart and New York: Thieme; 2014: 158–169, 172–179

[199] Poisel S. Die topographische Anatomie der Gefäße und Nerven der Hohlhand. Therapiewoche 1973;37(3):3339–3344

[200] Prescher A, Schmidt HM. Arm, obere Gliedmaße, Membrum super-ius. In: . Fanghänel J, Pera F, Anderhuber F, Nitsch R, eds. Waldeyer. Anatomie des Menschen. 17th ed. Berlin: de Gruyter; 2003: 679–691, 706–720, 735

[201] Pschyrembel. Klinisches Wörterbuch. 260th ed. Berlin: de Gruyter; 2004: 1669

[202] Putz RV, Tuppek A. Evolution of the hand. [Article in German.] Hand-chir Mikrochir Plast Chir 1999; 31(6):357–361

[203] Rabischong P. L'innervation proprioceptive des muscles lombricaux de la main chez l'homme. Rev Chir Orthop Repar Appar Mot 1962; 48:234–245

[204] Ranney D, Wells R. Lumbrical muscle function as revealed by a new and physiological approach. Anat Rec 1988; 222(1):110–114

[205] Rauber A, Kopsch F. Human Anatomy. Part I. In: Tillmann B, Töndury

G, eds. Musculoskeletal System. Stuttgart: Thieme; 1987

[206] Rhee RY, Reading G, Wray RC. A biomechanical study of the collateral ligaments of the proximal interphalangeal joint. J Hand Surg Am 1992; 17(1):157–163

[207] Reichert B. Palpation Techniques. Surface Anatomy for Physical Therapists. 2nd ed. Stuttgart: Thieme; 2015

[208] Reimann AF, Daseler EH, Anson BJ et al. The palmaris longus muscle and tendon. A study of 1600 extremities. Anat Rec 1944; 89:495:505

[209] Reimann R, Ebner I. The basic human thumb joint—an egg-shaped joint. [Article in German.] Acta Anat (Basel) 1980; 108(1):1–9

[210] Ritt MJ, Berger RA, Bishop AT, An KN. The capitohamate ligaments. A comparison of biomechanical properties. J Hand Surg [Br] 1996; 21(4):451–454

[211] Roston JB, Haines RW. Cracking in the metacarpo-phalangeal joint. J Anat 1947; 81(Pt 2):165–173

[212] Rudigier J. Kurzgefasste Handchirurgie. Klinik und Praxis. 5th ed. Stuttgart: Thieme; 2006: 343–345

[213] Sagerman SD, Zogby RG, Palmer AK, Werner FW, Fortino MD. Relative articular inclination of the distal radioulnar joint: a radiographic study. J Hand Surg Am 1995; 20(4):597–601

[214] Sandzen SC Jr. Atlas of the Wrist and Hand Fractures. 2nd ed. Littleton: PGS Publishing; 1986

[215] Sarasin F. Die Variationen im Bau des Handskeletts verschiedener Menschenformen. Z Morphol Anthropol 1932; 30:252–314

[216] Scaramuzza RFJ. El moviemiento derotacionenelcarpoysurelacion con la fisiopatologia de sus lesions traumaticas. Bol Trabaj Soc Argentinia Orthop Traum 1969; 34:337

[217] Schewe H. Sinnesorgane—Gemeinsame Struktur- und Funktionsprinzipien der sensorischen Systeme. In: van den Berg F, ed. Angewandte Physiologie. Vol 2. 2nd ed. Stuttgart: Thieme; 2005: 441–445

[218] Shiraishi N, Matsumura G. Anatomical variations of the extensor pollicis brevis tendon and abductor pollicis longus tendon—relation to tenosynovectomy. Okajimas Folia Anat Jpn 2005; 82(1):25–29

[219] Schiebler TH. Anatomie. 9th ed. Heidelberg: Springer; 2005: 275–286

[220] Schiltenwolf M. Erkrankungen der Sehnen und Sehnenscheiden. Insertionstendinosen. In: Wirth CJ, Zichner L, Martini AK, eds. Orthopädie und Orthopädische Chirurgie. Ellenbogen, Unterarm, Hand. Stuttgart: Thieme; 2003: 433–435

[221] Schmidt R, Kienast W, Sommer H et al. Vergleich der Mm. lumbricales und ihre Varietäten an der menschlichen Hand bei verschiedenen Völkern (Amerikanern, Deutschen, Franzosen und Russen). Gegenbaurs Morphol Jahrb 1965; 107:491–515

[222] Schmidt HM, Geissler F. Articular surfaces of the human proximal wrist joint. [Article in German.] Z Morphol Anthropol 1983; 74(2):145–172

[223] Schmidt HM, Geissler B. Joint surfaces of the carpometacarpal articulation of the thumb in man. [Article in German.] Gegenbaurs Morphol Jahrb 1983; 129(5):505–531

[224] Schmidt HM, Knott C, Pahnke JW. Über die Skelettbefestigung der Verstärkungen digitaler Sehnenscheiden beim Menschen. Verh Anat Ges 1983; 77:329–331

[225] Schmidt HM. Clinical anatomy of the m. flexor carpi radialis tendon sheath. Acta Morphol Neerl Scand 1987; 25(1):17–28

[226] Schmidt HM, Moser T, Lucas D. Klinisch-anatomische Untersuchungen des Karpaltunnels der menschlichen Hand. Handchirurgie 1987; 19:145–152

[227] Schmidt HM, Lahl J. Studies on the tendinous compartments of the extensor muscles on the back of the human hand and their tendon sheaths. II. [Article in German.] Gegenbaurs Morphol Jahrb 1988; 134(3):309–327

[228] Schmidt HM, van Schoonhoven J, Lanz U. Cartilage-ligament attachment of the ulnar head. [Article in German.] Handchir Mikrochir Plast Chir 1998; 30(6):382–386

[229] Schmidt HM, Lanz U. Surgical Anatomy of the Hand. Stuttgart: Thieme; 2003: 1, 21, 29–30, 35–77, 107–119, 133, 144–160, 186,

[229] Schmidt HM, Lanz U. Surgical Anatomy of the Hand. Stuttgart: Thieme; 2003: 1, 21, 29–30, 35–77, 107–119, 133, 144–160, 186, 201–212, 223–229

[230] Smith RJ, Peimer CA. Injuries to the metacarpal bones and joints. Adv Surg 1977; 11:341–374

[231] Schmitt R. Triangular Fibrocartilage Complex (TFCC). In: Schmitt R, Lanz U, eds. Imaging of the Hand. Stuttgart: Thieme; 2007: 114–121

[232] Schmitt R, Hahn P. Ulnar Tunnel Syndrome (Guyon's Canal Syndrome). In: Schmitt R, Lanz U, eds. Diagnostic Imaging of the Hand. Stuttgart: Thieme; 2007: 532–535

[233] Schmitt R, Prommersberger KJ. Carpal Morphometry and Function. In: Schmitt R, Lanz U, eds. Diagnostic Imaging of the Hand. Stuttgart: Thieme; 2007: 123–132

[234] Schomacher J. Orthopedic Manual Therapy. Assessment and Management. Stuttgart: Thieme; 2014: 11–16

[235] Schuind F, An KN, Berglund L et al. The distal radioulnar ligaments: a biomechanical study. J Hand Surg Am 1991; 16(6):1106–1114

[236] Schultz RJ, Furlong J II Storace A. Detailed anatomy of the extensor mechanism at the proximal aspect of the finger. J Hand Surg Am 1981; 6(5):493–498

[237] Schultz RJ, Storace A, Krishnamurthy S. Metacarpophalangeal joint motion and the role of the collateral ligaments. Int Orthop 1987; 11(2):149–155

[238] Schünke M, Schulte E, Schumacher U, et al. THIEME Atlas of Anatomy. General Anatomy and Musculoskeletal system. 2nd ed. Stuttgart: Thieme; 2014

[239] Schumacher HR. Morphology and physiology of normal synovium and the effects of mechanical stimulation. In: Gordon SL, Blair SJ, Fine LJ. Repetitive Motion Disorders of the Upper Extremity. Rosemont: J Am Acad Orthop Surg; 1995: 263–276

[240] Schütz K, Middendorp J, Meyer VE. Ulnodorsal impingement syndrome: meniscus lesions of the wrist. [Article in German.] Handchir Mikrochir Plast Chir 1996; 28(5):227–232

[241] Seibert FJ, Peicha G, Grechenig W et al. Radiusfraktur loco typico - Arthroskopisch assistierte Versorgung. Arthroskopie 1998; 11:259–270

[242] Seradge H, Owens W, Seradge E. The effect of intercarpal joint motion on wrist motion: are there key joints? An in vitro study. Orthopedics 1995; 18(8):727–732

[243] Shdanow DA. Lymphgefäße der Muskeln an der oberen Extremität des Menschen. Anat Anz 1931; 72:369–403

[244] Simmons BP, de la Caffinière YJ. Physiology of flexion of the fingers. In: Tubiana R, ed. The Hand. Vol 1. Philadelphia: Saunders; 1981

[245] Slattery PG. The dorsal plate of the proximal interphalangeal joint. J Hand Surg [Br] 1990; 15(1):68–73

[246] Soheil E. Duputren-Kontraktur [Dissertation]. Münster: Westfälische Wilhelms-Universität Münster; 2005: 14–18

[247] Spinner M. Kaplan's Functional and Surgical Anatomy of the Hand. 3rd ed. Philadelphia: J.B. Lippincott; 1984

[248] Stolle C. Neuere Untersuchungen zur klinischen Anatomie der dorsalen Bänder der Handgelenke und des Daumensattelgelenks [Dissertation]. Bonn; 2001

[249] Takagoshi H, Hashizume H, Nishida K, Masaoka S, Asahara H, Inoue H. Fibrous structure and connection surrounding the metacarpophalangeal joint. Acta Med Okayama 1998; 52(1):19–26

[250] Taleisnik J, Gelberman RH, Miller BW, Szabo RM. The extensor retinaculum of the wrist. J Hand Surg Am 1984; 9(4):495–501

[251] Taleisnik J. The Wrist. Edinburgh and New York: Churchill Livingstone; 1985

[252] Tamai K, Ryu J, An KN, Linscheid RL, Cooney WP, Chao EY. Three-dimensional geometric analysis of the metacarpophalangeal joint. J Hand Surg Am 1988; 13(4):521–529

[253] Thomas W. The aetiology of arthrosis of the first metacarpophalangeal joint and its treatment with joint-replacement (author's transl). [Article in German.] Z Orthop Ihre Grenzgeb 1977; 115(5):699–707

[254] Thomine JM. The digital fascia and fibrous elements of the interdigital commissure. [Article in French.] Ann Chir Plast 1965; 10(3):194–203

[255] Timm J, Filler E, Peuker T, et al. Bauplan des menschlichen Körpers. In: Fanghänel J, Pera F, Anderhuber F, Nitsch R, eds. Waldeyer Anatomie des Menschen. 17th ed. Berlin: de Gruyter 2003: 35–38

[256] Tittel K. Beschreibende und funktionelle Anatomie des Menschen. 12th ed. Jena and Stuttgart: Gustav Fischer; 1994: 52, 139–149

[257] Imaeda T, An KN, Cooney WP III. Functional anatomy and biomechanics of the thumb. Hand Clin 1992; 8(1):9–15

[258] Towfigh H. Frakturen und Luxationen. In: Schmit-Neuerburg KP, Towfigh H, Letsch R, eds. Tscherne Unfallchirurgie. Vol 2: Ellenbogen, Unterarm, Hand. Berlin: Springer; 2001: 484–486

[259] Travill A, Basmajian JV. Electromyography of the supinators of the forearm. Anat Rec 1961; 139:557–560

[260] Tubiana R, Fahrer M. The role of the retinaculum extensorum in the stability of the wrist (author's transl). [Article in French.] Rev Chir Orthop Repar Appar Mot 1981; 67(3):231–234

[261] Valentin P. Physiology of extension of the fingers. In: Tubiana R, ed. The Hand. Vol 1. Philadelphia: Saunders; 1981: 389

[262] Van der Heijden EP, Hillen B. A two-dimensional kinematic analysis of the distal radioulnar joint. J Hand Surg [Br] 1996; 21(6):824–829

[263] van Oudenaarde E. The function of the abductor pollicis longus muscle as a joint stabiliser. J Hand Surg [Br] 1991; 16(4):420–423

[264] van Zwieten KJ. The extensor assembly of the fingers in man and non-human primates [Dissertation]. University of Leiden; 1980

[265] Viegas SF, Yamaguchi S, Boyd NL, Patterson RM. The dorsal ligaments of the wrist: anatomy, mechanical properties, and function. J Hand Surg Am 1999; 24(3):456–468

[266] Viegas SF. The dorsal ligaments of the wrist. Hand Clin 2001; 17 (1):65–75, vi

[267] Virchow H. Die Weiterdrehung des Navikulare carpi bei Dorsalflexion und die Bezeichnung der Handbänder. Anat Anz 1902; 21:111–126

[268] Watanabe H, Hashizume H, Inoue H, Ogura T. Collagen framework of the volar plate of human proximal interphalangeal joint. Acta Med Okayama 1994; 48(2):101–108

[269] Watson HK, Ballet FL. The SLAC wrist: scapholunate advanced collapse pattern of degenerative arthritis. J Hand Surg Am 1984; 9 (3):358–365

[270] Weeks PM. Acute Bone and Joint Injuries of the Hand and Wrist: a Clinical Guide to Management. St. Louis: CV Mosby; 1988

[271] Weis-Walter U. Das Schwimmband. Beitrag zum anatomisch-funktionellen Verständnis des Bindegewebsgerüstes der Hand [Dissertation]. Bonn; 1989

[272] Wetterkamp D, Rieger H, Brug E. 100 years tendovaginitis stenosans de Quervain—review of the literature and personal results. [Article in German.] Handchir Mikrochir Plast Chir 1997; 29(4):214–217

[273] Wildenauer E. Die Oberfläche der proximalen Gelenkfläche. Z Anat Entwickl Gesch 1952; 116:348–350

[274] Wilgis EFS, Murphy R. The significance of longitudinal excursion in peripheral nerves. Hand Clin 1986; 2(4):761–766

[275] Winkel D, Vleeming A, Meijer OG. Anatomie in vivo für den Bewegungsapparat (1985). 3rd ed. Munich: Elsevier; 2004: 13–14, 128, 137–139, 148–154

[276] Winslow JB. Exposition Anatomique de la Structure du Corps Humain. 2nd ed. Amsterdam; 1752

[277] Yoshida Y. A study on the extensor digiti minimi muscle in man. [Article in Japanese.] Kaibogaku Zasshi 1985; 60(3):185–196

[278] Zalpour C, ed. Anatomie—Physiologie. Munich: Urban & Fischer; 2002: 324

[279] Zalpour C. Springer Lexikon Physiotherapie. Berlin: Springer; 2010: 302

[280] Zalpour C, Engelhardt S, Guzek B, Haamann A, Schäffler A. Binde- und Stützgewebe. In: Zalpour C, ed. Anatomie—Physiologie. Munich: Urban & Fischer; 2010: 71

[281] Zancolli EA, Ziadenberg C, Zancolli E Jr. Biomechanics of the trapeziometacarpal joint. Clin Orthop Relat Res 1987(220):14–26

[282] Zancolli EA, Cozzi EP. Atlas of Surgical Anatomy of the Hand. Edinburgh and New York: Churchill Livingstone; 1992

[283] Zumhasch R. Die Dupuytren-Kontraktur, Ergotherapie. Zeitschrift für angewandte Wissenschaft 2. Dortmund: Borgmann; 2004

索　引